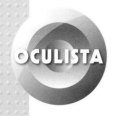 編集企画にあた

JN095317

　患者さんが外来診察室で訴える症状のなかには，漠然としていて主観的な訴えを主体とする一方で，検査を尽くしても客観的な所見の裏付けに乏しくその自覚症状を説明できないことが往々にしてあります．概してこれらの症状は強い圧力をもって訴えられることが多く，対応に難渋することもしばしばです．一般に「不定愁訴」と呼ばれるこのような症状は，ボンヤリとした医師個人個人の経験則で対応せざるを得ないこともある一方で，患者さんの精神的な問題として片づける（または不本意ながら片づけざるを得ない）こともあろうかと思います．そして，evidence based medicine 全盛のこのご時世において，ともすれば全く反対側のパターナリズムに傾きやすい，対応の難しい分野です．

　しかし，これまで単なる不定愁訴と考えられていた，あるいは医療従事者サイドでその症状を裏付ける客観的所見がないとされた患者さんの眼科症状に，実は確たる疾患症候が存在することが明らかになってきています．ドライアイやマイボーム腺機能不全，白内障手術後の dysphotopsia 等のようにエビデンスが構築された疾患症候もあれば，今まさに科学的エビデンスの土台がようやく見え始めたという分野もあります．

　どんなに新しい知見が進展しても，患者さんが訴える眼科不定愁訴と，我々が考える疾患病態との間には，依然として埋めがたいギャップがあることは否めません．しかし，サイエンティストとしての我々眼科医には，いかに不定愁訴とサイエンスとのギャップを少しでも埋めていくのか，永年のテーマを課されているのだと思います．

　しばしばこの不定愁訴に関する特集においては，その症状をピックアップして解説を加えていくパターンが一般的でした．しかし，なぜそのような不定愁訴を生じるのか，各疾患に対する解説が底浅いものになることを危惧しました．そういった観点から，今回は疾患症候から不定愁訴への逆方向のアプローチを試みました．難しい課題に果敢にご執筆いただいた第一人者の先生方に心から感謝したいと思います．

　眼科不定愁訴がどのような病態に基づくと考えてられているのか，患者さんへはどのように寄り添えば良いのか，先生方の一助となれば幸いです．

2020 年 7 月

崎元　暢

KEY WORDS INDEX

和 文

あ
アイペイン • 33
アトピー性角結膜炎 • 54
異常光視症 • 17
黄斑疾患 • 63
温罨法 • 12

か
角膜知覚異常 • 33
角膜痛覚過敏 • 1
加齢 • 25, 41
眼鏡処方 • 70
眼瞼清拭 • 12
眼痛 • 48
眼内レンズ • 17
眼不快感 • 25
局所ジストニア • 48
コントラスト感度 • 63

さ
再発性上皮びらん • 54
羞明 • 48
瞬目異常 • 48
神経因性眼痛 • 33
水晶体 • 41

た
多焦点眼内レンズ • 41
多焦点コンタクトレンズ • 41
中枢感作 • 1
調節 • 41, 70
ドライアイ • 1, 12, 25, 33, 48

は
白内障術後 • 17
輻湊 • 70
不等像視 • 63
プリズムレンズ • 70
ベノキシール®テスト • 33
変視 • 63

ま
マイボーム腺 • 12
マイボーム腺機能不全 • 12
マイボグラフィー • 12
摩擦関連疾患 • 25
モノビジョン • 70

ら
立体視 • 63
流行性角結膜炎 • 54
淋菌性結膜炎 • 54
涙液メニスカス • 25
涙小管炎 • 54
累進屈折力レンズ • 70
冷感受性神経 • 1
老視 • 41

欧 文

A
accommodation • 41, 70
after cataract surgery • 17
age-related disease • 25
aging • 41
aniseikonia • 63
atopic keratoconjunctivitis：
　AKC • 54

B, C
blinking disorder • 48
central sensitization • 1
cold sensitive neuron • 1
contrast sensitivity • 63
convergence • 70
corneal hyperalgesia • 1
corneal paresthesia • 33
crystalline lens • 41

D, E, F
dry eye • 1, 12, 25, 33, 48
dysphotopsia • 17
epidemic keratoconjunctivitis：
　EKC • 54
eye pain • 33
focal dystonia • 48
friction-related disease • 25

G, I, L
glasses prescription • 70
gonococcal conjunctivitis：
　GC • 54
intraocular lens • 17
lacrimal canaliculitis • 54
lid hygiene • 12

M
macular diseases • 63
meibography • 12
meibomian gland • 12
meibomian gland dysfunction：
　MGD • 12
metamorphopsia • 63
monovision • 70
multifocal contact lenses • 41
multifocal intraocular lenses
　• 41

N, O
negative dysphotopsia • 17
neuropathic ocular pain • 33
ocular discomfort • 25
ocular pain • 48

P, R
photophobia • 48
positive dysphotopsia • 17
presbyopia • 41
prism lens • 70
progressive addition lens • 70
recurrent corneal erosion • 54

S, T, W
stereo acuity • 63
stereopsis • 63
tear meniscus • 25
TRPM8 • 1
warm compress • 12

WRITERS FILE

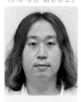

五十嵐章史
（いがらし あきひと）

2003年	北里大学卒業
	同大学眼科入局
2010年	同, 助教
2014年	同, 診療講師
2015年	同, 講師
2016年	山王病院アイセンター, 部長
	国際医療福祉大学眼科, 准教授

川守田拓志
（かわもりた たくし）

2003年	北里大学医療衛生学部視覚機能療法学専攻卒業
2005年	米国 University of Arizona, Ophthalmology and Vision Science, Visiting scholar
2008年	北里大学大学院医療系研究科眼科学（博士課程）修了
	同大学医療衛生学部視覚機能療法学専攻, 助教
2011年	同, 専任講師
2016年	同, 准教授

田　聖花
（でん せいか）

1996年	大阪医科大学卒業
	同大学眼科入局
2002年	同大学大学院修了
	松原徳洲会病院眼科, 科長
2003年	東京歯科大学市川総合病院眼科
2019年	東京慈恵会医科大学葛飾医療センター眼科

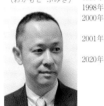

岡本　史樹
（おかもと ふみき）

1994年	筑波大学卒業
1997年	茨城県立中央病院眼科
1998年	土浦協同病院眼科
2000年	総合守谷第一病院眼科, 医長
2001年	筑波大学臨床医学系眼科, 講師
2020年	同大学医学医療系眼科, 病院教授

﨑元　暢
（さきもと とおる）

1998年	長崎大学卒業
	日本大学眼科学教室入局
2004年	同大学医学研究科外科系眼科学修了
2004年	ハーバード大学, 研究員
2006年	東十条病院眼科, 医長
2007年	日本大学視覚科学系眼科学分野, 助教
2016年	同, 准教授

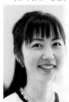

福岡　詩麻
（ふくおか しま）

2003年	東京大学卒業
	同大学医学部附属病院, 内科研修医
2004年	同大学眼科入局
2005年	同, 医員
2009年	米国マウントサイナイ医科大学留学
	米国ワイル・コーネル医科大学留学
2011年	東京共済病院眼科, 医員
2016年	大宮はまだ眼科西口分院, 院長

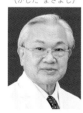

梶田　雅義
（かじた まさよし）

1976年	山形大学工学部電子工学科卒業
1983年	福島県立医科大学卒業
1991年	同, 講師
1993〜95年	カリフォルニア大学バークレー校留学, 研究員
2003年	梶田眼科開院, 院長
2018年	東京医科歯科大学, 臨床教授

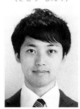

佐藤　真理
（さとう しんり）

2013年	琉球大学卒業
2013年	札幌東徳洲会病院, 初期研修
2015年	慶應義塾大学眼科学教室入局
2016年	国立病院機構埼玉病院眼科
2017年	慶應義塾大学医学部医学研究科大学院, 博士課程

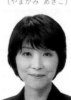

山上　明子
（やまがみ あきこ）

1993年	山形大学卒業
	横浜市立大学医学部附属病院, 研修医
1995年	帝京大学眼科
1997年	東京都老人医療センター
2001年	東京逓信病院眼科
2011年	井上眼科病院

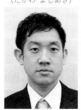

田川　義晃
（たがわ よしあき）

2008年	慶應義塾大学卒業
	JA北海道厚生連札幌厚生病院, 初期研修医
2010年	北海道大学大学院医学研究科眼科学分野入局
2011年	手稲渓仁会病院眼科
2019年	北海道大学医学研究院博士課程卒業
	同大学病院眼科, 医員

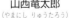
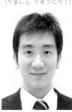

山西竜太郎
（やまにし りゅうたろう）

2013年	慶應義塾大学卒業
	北見赤十字病院, 初期臨床研修医
2015年	慶應義塾大学眼科学教室, 専修医
	国立病院機構東京医療センター, 眼科後期研修医
2018年	慶應義塾大学大学院医学研究科博士課程

眼科不定愁訴と疾患症候のギャップを埋める

編集企画／日本大学准教授　﨑元　暢

ドライアイ･･･田川　義晃　　*1*

　　ドライアイでは，角膜神経の応答変化や三叉神経系に中枢感作を生じるために，他覚所見に比して不
　　釣り合いな自覚症状を呈している可能性がある．

マイボーム腺機能不全･･････････････････････････････福岡　詩麻ほか　　*12*

　　マイボーム腺機能不全による症状は，眼不快感，異物感，乾燥感等，多岐にわたる．自覚症状，眼瞼
　　縁所見とともに，マイボーム腺形態観察が，早期診断，早期治療につながる．

白内障手術後の dysphotopsia･･･････････････････････五十嵐章史　　*17*

　　Dysphotopsia(異常光視症)には positive と negative の 2 つがあり，使用する眼内レンズ性状に強く
　　影響することが示唆されている．

結膜弛緩症･･田　　聖花　　*25*

　　結膜弛緩症は高齢者の眼不快感の原因となるだけでなく，ドライアイ等，眼表面疾患を引き起こす．
　　点眼で改善しない場合は，切除をはじめとした外科的治療が奏効する．

アイペイン･･･山西竜太郎ほか　　*33*

　　眼の痛みや異物感が強い割に診察所見に乏しい症例がある．さまざまな治療を行っても症状が改善し
　　ない場合は，神経因性眼痛＝アイペインかもしれない．

Monthly Book

OCULISTA

編集主幹／村上　晶　高橋　浩

No.89 / 2020. 8 ◆目次

CONTENTS

老視とその矯正（多焦点眼内レンズまたは
多焦点コンタクトレンズ）……………………………………川守田拓志　*41*

　老視とその矯正が，不定愁訴に影響を与えうるか，レンズ性能をどのように向上させ対策がなされているのか，今後どのように不定愁訴の対策をしていくべきかを考察する．

眼瞼けいれん………………………………………………………山上　明子　*48*

　眼科不定愁訴症例のなかに眼瞼けいれん症例は必ず存在する．瞬目の制御異常である眼瞼けいれんの診断のコツおよび治療について解説する．

結膜炎と角膜上皮障害………………………………………佐藤　真理ほか　*54*

　アトピー性角結膜炎では治療抵抗性を示すことがある．EKC 後上皮下浸潤残存に注意する．成人淋菌性結膜炎は迅速な診断が必要である．涙小管炎は結膜炎として誤診される．

黄斑疾患および硝子体手術後の不定愁訴………………………岡本　史樹　*63*

　黄斑前膜，黄斑円孔，網膜剥離，BRVO 等の黄斑疾患においては，治療しても視力以外の変視や不等像視，コントラスト感度，立体視等の視機能因子は健常レベルまでは達しない．

眼精疲労と眼鏡矯正……………………………………………梶田　雅義　*70*

　携帯情報端末を明視するために増している調節と輻湊の負荷が眼精疲労の発症を助長している．調節と輻湊に配慮した眼鏡の処方が眼精疲労を予防する．

　　◉ Key words index……………………前付 *2*
　　◉ Writers File………………………前付 *3*
　　◉ FAX 専用注文書……………………　*79*
　　◉ バックナンバー 一覧………………　*81*
　　◉ MB OCULISTA 次号予告………………　*82*

「OCULISTA」とはイタリア語で眼科医を意味します．

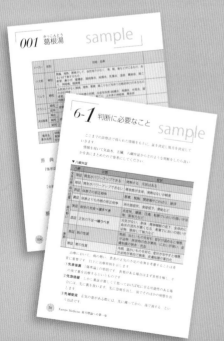

MB OCULI. No. 89：1－11, 2020

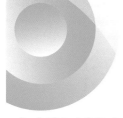

特集／眼科不定愁訴と疾患症候のギャップを埋める

ドライアイ

田川義晃*

Key Words ： ドライアイ(dry eye), TRPM8, 角膜痛覚過敏(corneal hyperalgesia), 冷感受性神経(cold sensitive neuron), 中枢感作(central sensitization)

Abstract：ドライアイでは，乾燥感をはじめさまざまな症状を呈するが，他覚所見が軽微なことがあり，自覚症状と他覚所見に乖離がみられる．症状のなかには，霧視，充血，眼脂，流涙等，一見ドライアイと思われない症状もあり，見逃さないように注意が必要である．乾燥感については TRPM8 という温度低下や浸透圧上昇を感知する sensing molecule が冷感受性神経に発現し，それを感知することが知られている．ドライアイでは角膜における冷感受性神経の応答変化や角膜痛覚過敏が，他覚所見に比して不釣り合いに強い自覚症状の一因だと考えられ始めている．さらに近年では，ドライアイが中枢神経回路にも影響を及ぼすことが徐々に明らかになってきており，偏頭痛にみられるように三叉神経系に中枢感作を生じる可能性があると思われる．ドライアイの多彩な症状はこうした神経系の応答変化が原因と考えられるため，現在，神経をターゲットにしたドライアイ治療の開発が進行中である．

はじめに

2016 年のドライアイ診断基準の改定をうけて，BUT が 5 秒以下で自覚症状を伴うものはドライアイと診断されることになった．他覚的症候に乏しいにもかかわらずそれに不釣り合いな強い自覚症状を呈するいわゆる BUT 短縮型ドライアイは，以前はドライアイ疑い例であったが，現在はドライアイと診断できる．眼科不定愁訴を訴える疾患としてドライアイはまさに本テーマにふさわしい疾患である．

「朝起きるとめやにで眼が開きません．まぶしいのでサングラスをして職場まで行きますけど，日中は乾くし，眼も疲れてきて見づらくなります．帰宅時の運転では逆に涙があふれて見づらいです．夜は，ゴロゴロして充血して痛くなってき

て，おまけに頭痛も…．」ある日の患者の訴えだが，細隙灯顕微鏡による診察では角結膜上皮障害はほとんど見られず，BUT は 5 秒前後だろうか．ドライアイと診断される症例だが，この自覚症状と他覚所見の乖離は一体どう説明されるのだろうか？　そして，なぜこんなに多くの訴えがあるのだろうか？　この疑問には後半で触れることとし，まずはドライアイの自覚症状について考えてみる．

ドライアイの自覚症状

ドライアイ患者が訴える主訴は，図 1 で示されるような頻度であった[1]．この図 1 に示すような眼痛，異物感，乾燥等の症状を訴える場合は，確かにドライアイの可能性が高いのは間違いない．しかしながら，ドライアイでは頻度の低い主訴を把握しておくことも重要である．なぜならば，通常ドライアイ患者は訴えが強く，眼科医が乾燥感や眼痛の主訴を聞き逃すことはあまりない．むし

* Yoshiaki TAGAWA, 〒060-8638　札幌市北区北 15 条西 7　北海道大学大学院医学研究院眼科学教室

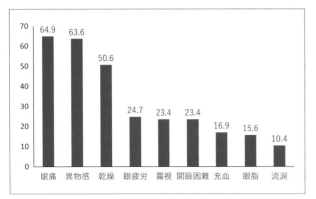

図 1. BUT 短縮型ドライアイ患者の自覚症状（複数回答可）
BUT 短縮型ドライアイの自覚症状では，眼痛，異物感，乾燥等の症状が上位を占める。
一方で，充血，眼脂，流涙等，一見するとドライアイらしくない症状もそれなりの割合を占めている。
（文献 1 より改変して作成）

ろ，「目が乾燥するし，ゴロゴロするし，痛いからドライアイじゃないですか？」といって，自分で診断して来る方が多いくらいだ．したがって，こちらが見落とすような一見ドライアイらしくない主訴を把握する必要がある．例えば，霧視（視力低下），眼疲労，充血，眼脂，流涙等である．

ドライアイ患者では開瞼後に涙液層の不安定性から眼表面の高次収差が増加することで実用視力低下を伴うと言われている[2]．したがって，矯正視力は 1.0 あるにもかかわらず視力低下を訴える場合は，ドライアイによる実用視力低下も鑑別に挙がる．実臨床では，開瞼直後は見やすいが，ものを見続けていると徐々に見づらくなるといったエピソードを聞き出す必要がある．

眼疲労については，ドライアイでは涙液層の不安定性が生じるため，眼表面の屈折度数が動揺し，ピントをあわせようと過剰な調節が働くことで疲労感が生じるという仮説が Kaido らによって提唱されている[3]．

充血が主訴の場合は，角結膜炎を想起させるが，ドライアイが原因のこともある．結膜上皮障害を呈している場合が多いのでブルーフリーフィルターを用いて結膜の観察を行うべきである．

眼脂が主訴の場合は，慢性的に白色あるいは半透明の眼脂が出て，特に起床時に多いというような訴えであることが多い．急性に膿性の黄色眼脂

が出現するわけではないため，すぐには抗菌薬を処方せずに，他のドライアイ症状がないか十分に問診をするべきだろう．

このように，一見ドライアイらしくない主訴でも通常のドライアイ治療で改善する症例があるため，マイナーな主訴のドライアイを見逃さないようにしたい．

乾燥感について

前項ではドライアイの見落としやすい主訴をとりあげたが，やはりドライアイに特徴的な症状は乾燥感だろう．異物感や疼痛，眼脂，羞明，流涙，霧視，眼疲労等は確かにドライアイでも多い症状だが，他にも多くの鑑別疾患が想定される．それに比して，涙液減少型ドライアイ，BUT 短縮型ドライアイや VDT 作業に伴うドライアイ，コンタクトレンズ装用者におけるドライアイ等，さまざまなタイプのドライアイで乾燥感は最も一般的な症状である．では，乾燥感とは一体何を捉えている感覚なのだろうか？

体性感覚における侵害刺激（組織損傷を起こす刺激）の受容には機械的侵害受容器，熱侵害受容器，ポリモーダル受容器そして冷侵害受容器が存在し（表1），それらの受容器が末梢感覚神経に存在する．それらはときに複数の刺激を受容する場合もあるが，代表的な痛み受容体として知られる transient receptor potential cation channel subfamily member V1（TRPV1）は機械的刺激や熱刺激，酸刺激を，Piezzo2 は機械的刺激を，transient receptor potential cation channel subfamily member M8（TRPM8）は冷刺激や浸透圧刺激を受容するといったようにそれぞれの刺激を受容する分子実体が同定されている[4]．眼表面では涙液の蒸発に伴って気化熱が奪われることで眼表面が冷却され涙液浸透圧も上昇するが，これを TRPM8 が感知することで乾燥感を感じていると考えられている（図2）[5]．TRPM8 感受性すなわち冷感受性神経は，わずかな温度低下でも検知できる低閾値冷感受性神経および，閾値の高い高閾値冷感受性

表 1. 侵害受容器の分類

侵害受容器は4つに分類され，眼表面では
冷侵害受容器は乾燥感を担うことになる.

1. 機械的侵害受容器
2. 熱侵害受容器
3. ポリモーダル受容器
4. 冷侵害受容器

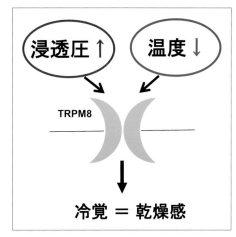

図 2. Transient receptor potential cat-
ion channel subfamily member M8
（TRPM8）
TRPM8は温度低下や浸透圧上昇を受容
して冷覚を引き起こすレセプターである.
眼表面で冷覚が刺激されることで乾燥感
が生じると考えられている.

神経に分類され（図3），不快感を伴うような乾燥感は主に高閾値冷感受性神経により伝達される[6]. 一方で，低閾値冷感受性神経は主に反射性涙液分泌や反射性瞬目に与るとされている. 健常者ではわずかな温度低下を感知し，低閾値冷感受性神経が興奮することで涙液分泌が生じるが，高閾値冷感受性神経はわずかな温度低下では興奮しないので不快な乾燥感はあまり感じないことになる.

　上記のことから，眼表面の乾燥感は，涙液層破綻を直接感知しているわけではなく，冷感受性神経の興奮に伴って生じる感覚と考えると，臨床で遭遇する乾燥感を少し視点を変えて捉えることができる.

　例えば，ソフトコンタクトレンズ（SCL）装用者は，時に強い乾燥感を訴えるが，瞬目をしてもSCLで眼表面が被覆されているため眼表面の涙液層は破綻しない. つまり角膜表面は常に涙液に覆われた状態だが乾燥感を感じるのである. この矛盾は，SCL装用により冷感受性神経が発火しやすい眼表面環境が生じていると考えることができる. SCL装用者では角膜神経密度が減少する等，

形態学的な変化が報告されており[7]，角膜神経障害に伴う冷感受性神経の機能的変化が推測される.

ドライアイにおける角膜神経の変化

　冒頭の症例の場合，他覚所見は軽微だがなぜ強い乾燥感を生じるのだろうか. ある報告では，モルモットの涙腺摘出によりドライアイモデル動物を作製し，4週間後に角膜神経の形態学的および電気生理学的変化をみている[6]. ドライアイモデルモルモットではコントロールと比較して角膜神経の形態に障害がみられ，機能的にも冷感受性神

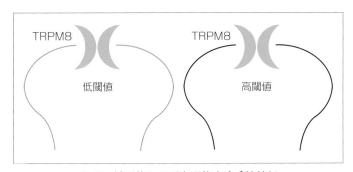

図 3. 低閾値および高閾値冷感受性神経
冷感受性神経は，TRPM8を発現しており温度低下や浸透圧上昇を受容して冷覚を引き起こす神経で，不快な乾燥感を伝達する高閾値冷感受性神経と，反射性瞬目・涙液分泌に関与する低閾値冷感受性神経に分類される.

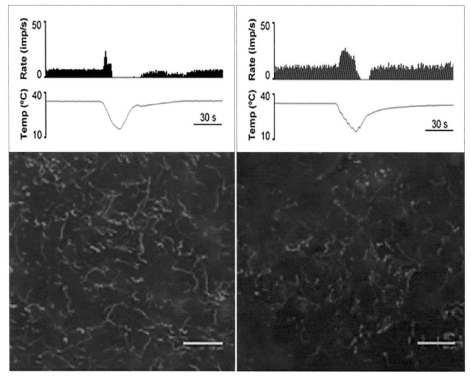

図 4. 冷却に対する冷感受性神経の発火および角膜神経の解剖学的構造 　a|b
コントロール(a)とドライアイモデルモルモット(b)
涙腺摘出後4週間が経過したドライアイモデルモルモットを用いて，冷感受性
神経の興奮を調べている．コントロール(a)と比較してドライアイモデルモル
モット(b)では，温度を低下させる前の通常の状態でも発火頻度が高く，冷却
時にはより強く興奮している．形態的にもドライアイモルモットでは，角膜神
経密度の低下がみられ，障害がみられている．
(スケールバー：100 μm)

(文献6より改変して引用)

経の発火頻度が上昇し，興奮性も増大していた．
34℃(通常の角膜中心温度は30〜34℃)でも冷感
受性神経が発火し，冷却するとコントロールと比
較して強い神経活動が観察された(図4)．これは，
ドライアイに続発する角膜神経障害が冷感受性神
経に過敏性をもたらすことを意味している．眼表
面が乾いていなくても乾燥感を感じる，あるいは
少しでも眼表面が乾くと非常に強い乾燥感を感じ
るというドライアイ患者に生じている現象を説明
できる可能性を示す結果といえる．別の報告で
は，眼窩外涙腺摘出ドライアイモデルラットを作
成し，2週間後にTRPV1作動薬のカプサイシン
やTRPM8作動薬のメントールの点眼，それらの
チャネルの阻害薬等を点眼して眼を引っかく行動
をカウントしている．この実験では，個体の行動
レベルでの評価を行っているのみだが，TRPV1作

動薬のカプサイシン点眼のほうがよりドライアイ
の影響を受けやすいとしており，冷感受性神経以
外の神経にも大きな機能的変化が存在することを
示唆している[8]．
　では，ヒトのドライアイ患者では角膜神経に変
化が生じているのだろうか．形態学的には，生体
共焦点顕微鏡を用いた角膜神経の観察から，角膜
神経密度の低下や走行異常がすでに報告されてい
る[9)10]．しかしながら，機能的な変化については報
告が少ない．我々は以前にBUT短縮型ドライ
アイ患者における機械的刺激に対する応答変化を報
告した．健常者46例と比較してBUT短縮型ドラ
イアイ60例では，Cochet-Bonnet角膜知覚計を
用いた機械的刺激に対して角膜痛覚過敏(弱い痛
み刺激でも強い痛みとして感じてしまうこと)が
生じていた(図5)[11]．知覚計のナイロンフィラメ

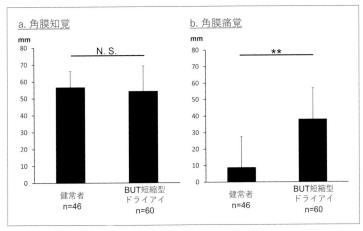

図 5. BUT 短縮型ドライアイ患者の角膜知覚・角膜痛覚
健常者と比較して BUT 短縮型ドライアイでは，角膜知覚は不変
だが，角膜痛覚は亢進している．

（文献 11 より改変して引用）

ントが触知したことを感じる角膜の知覚閾値（図5-a）については有意差はないが，それを痛いと感じるかどうかの痛覚閾値（図5-b）は，BUT 短縮型ドライアイ患者でより鋭敏であった．このように，ヒトのドライアイ患者においても角膜神経に対する応答変化が観察できた．

　角膜神経の応答変化を示す報告をもう1つ紹介したい．若年（3か月齢）マウスと高齢（24か月齢）マウスの角膜神経の機能的変化を調べた報告だが，高齢マウスでは低閾値冷感受性神経（図3）の応答が抑制される一方で，高閾値冷感受性神経（図3）の応答が亢進していた（応答に対する閾値の変化を生じるため低閾値，高閾値冷感受性神経はあくまで健常な状態での名称）[12]．この変化がヒトの高齢者やドライアイ患者で生じる場合，通常状態では低閾値冷感受性神経の鈍麻（実際には低閾値ではなくなる）により反射性涙液分泌が減少し，涙液量低下および涙腺へ涙液が貯留することになるが，冷たい風や車中のクーラー等の強い寒冷刺激があると低閾値冷感受性神経が十分に興奮できるため一気に涙液分泌が亢進し，流涙症状につながると考えられる．高閾値冷感受性神経が過敏になることで不快な乾燥感を感じやすくなるのは先ほどのドライアイモデルモルモットで示されたのと同様である[6]．このように，高齢者やドライアイ患者が乾燥感を訴えるにもかかわらず一

見矛盾した流涙症状を訴えるのは，冷感受性神経の応答変化が原因であると推測される．しかしながら，高齢者やSCL装用者等で一過性の反射性流涙症状のみを訴え，乾燥感を訴えない症例もみられるため，冷感受性神経の応答変化にはバリエーションが存在すると思われる．

　本項の最後に，乾燥感を主訴としているが涙液層の不安定性が原因でないものにふれる．白内障術後ドライアイと呼称される術後遷延性疼痛やヘルペス後の神経障害性疼痛である．これらをドライアイと厳密に線引きするのは困難だが，ドライアイに続発した角膜神経障害ではなく，神経障害がドライアイ症状の発現に先立って生じていたと考えられる．神経障害性疼痛については他稿に譲るが，ドライアイ症状の発現には角膜神経の応答変化が根底にあると考えられるため，これら角膜神経障害性の疾患もドライアイと区別できないような自覚症状を呈すると推測される．

ドライアイにおける中枢感作

　ドライアイについての近年の報告は末梢の角膜神経のみならず中枢神経への影響を示唆している．眼窩外涙腺およびハーダー腺を摘出して3週間経過したドライアイモデルマウスを用いた実験で[13]，ミクログリアと呼ばれる中枢神経における免疫担当細胞が三叉神経，三叉神経脊髄路核（三

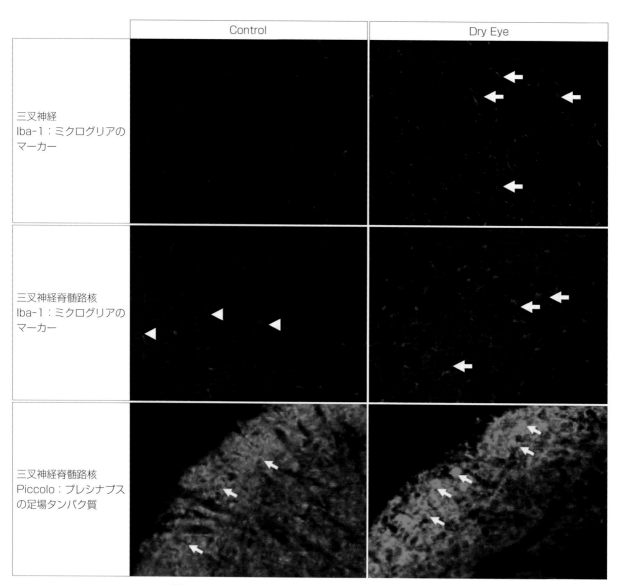

	Control	Dry Eye
三叉神経 Iba-1：ミクログリアの マーカー		
三叉神経脊髄路核 Iba-1：ミクログリアの マーカー		
三叉神経脊髄路核 Piccolo：プレシナプス の足場タンパク質		

図 6. ドライアイモデルマウスの中枢神経における変化

眼窩外涙腺およびハーダー腺摘出3週間後のドライアイモデルマウスにおける三叉神経(Iba-1)および
三叉神経脊髄路核(Iba-1, Piccolo)の免疫染色.
Iba-1はミクログリアのマーカーで, ドライアイモデルマウスの三叉神経および三叉神経脊髄路核に反
応が多くみられる. Piccoloはプレシナプスの足場タンパク質であり, これもドライアイモデルマウスの
三叉神経脊髄路核において強い反応がみられている.

(文献13より改変して引用)

叉神経の二次ニューロン)に浸潤し, 炎症(神経性
炎症)を生じている(図6). ミクログリアと神経細
胞が病的相互作用を生じることで神経障害性疼痛
が形成されることは以前から知られており[14)15)],
ドライアイモデルマウスでも同様の変化が生じて
いることが想定される. Piccoloはプレシナプスに
おいてシナプス間情報伝達に関与する分子を適正
に配置する足場タンパク質として知られている

が, ドライアイモデルマウスでは三叉神経―三叉
神経脊髄路核間シナプスでそれが増加しているこ
とから, 中枢神経回路が再編され情報伝達効率が
強化されていることが推測される. したがって,
末梢からの入力が軽微あるいはない状態でも三叉
神経脊髄路核が興奮し, 眼痛が生じている可能性
がある. このように, 二次ニューロンレベルでの
伝達効率変化を中枢感作と呼び(定義が明確でな

い用語なので本稿ではこれを中枢感作と呼ぶ），症状としては痛覚過敏，アロディニア（触覚を痛覚として感じてしまう）や自発痛（外的な誘引のない痛み）が生じる．臨床的には，点眼麻酔を投与して末梢の痛覚入力を遮断しても，眼痛等の眼不快感が生じ続ける状態が中枢感作に対応すると考えられる[16]．中枢感作が生じると非常に軽微な他覚所見であっても強い症状を生じてしまうため，通常は問題にならないわずかな結膜弛緩等でも症状が生じるようになる可能性が高い．ドライアイでは冒頭の症例のように同時にいくつもの訴えをするのが大きな特徴だが，ドライアイ症状発現メカニズムの根幹に中枢感作が関与するからではないかと想像される．

では，中枢感作が一旦生じてしまうと痛覚過敏は永続してしまうのだろうか？　ここで，アルカリ外傷モデルマウスを用いた実験を参照したい．マウスを用いて 0.75 N 水酸化ナトリウム水溶液を染み込ませたろ紙を 10 秒間角膜中央に付着させたアルカリ外傷モデルを作成する[17]．本モデルは，比較的穏やかなアルカリ外傷モデルで上皮も角膜神経も日数が経過すれば十分に回復する．モデル作成から 10 日後には 2M 食塩水点眼投与による眼の引っかき行動がアルカリ外傷モデルで亢進しており，角膜痛覚過敏を呈する．しかしながら，その後はコントロール群と変わらなくなり，角膜痛覚過敏は改善したようにみえる（図 7-a）．そこで，49 日後にオピオイド拮抗作用のあるナルトレキソン（NTX）を全身投与すると，2M 食塩水点眼による引っかき行動回数が再び亢進し，角膜痛覚過敏が再燃してくる．この NTX による痛覚過敏の再燃はコントロール群では生じていない．またオピオイド拮抗薬ナロキソン点眼の局所投与でも同様のことが生じる．NTX 投与後のドライアイモデルマウスでは，三叉神経第 1 枝領域の神経細胞に活性化マーカーである pERK の発現がみられている．この実験系はアルカリ外傷モデルではあるが，一旦感作が寛解したようにみえても実は潜在的な感作が継続的に存在し，その感作を内因性

オピオイドによる疼痛抑制系が代償している可能性を示唆するものである．

通常のドライアイ治療には反応しない難治性眼痛を呈するドライアイ患者であっても，鎮痛治療によって疼痛が寛解する症例も多い．しかしながら経過を追っていると，何かをきっかけに眼痛が再燃する症例をしばしば経験するため，前述したマウスと同様に，一度眼痛が寛解しても感作が潜在する症例があることを実感させられる．

ここで，中枢感作を生じる疾患として偏頭痛をとりあげるが，偏頭痛も慢性化すると頭皮にアロディニアが生じ帽子がかぶれなくなるらしい．近年では，偏頭痛は硬膜の痛覚が伝達される三叉神経脊髄路核の中枢感作が生じる疾患だと指摘されており，そのさまざまな症状は三叉神経脊髄路核が多くの脳領域に投射していることが原因と考えられている．発作の予兆である悪心，嘔吐，めまい，食欲亢進，疲労感等の自律神経症状は視床下部や脳幹への投射が，前兆としての視覚現象や羞明，音過敏，臭過敏等は視覚野，聴覚野，嗅内皮質等への投射が，発作中の全身の皮膚の感覚過敏は感覚野への投射がそれぞれ影響していると考えられている（図 8）[18]．また，集中力の低下や抑うつなど認知・情動面にも関与があるという．

翻って考えると，ドライアイにおける眼の痛覚も三叉神経脊髄路核に伝達されるためドライアイと偏頭痛には何らかの相互作用が予想される．実際に，偏頭痛とドライアイが合併しやすく[19][20]，偏頭痛を合併するドライアイ患者ではより症状が重い等，両者が相互に増悪因子になる可能性も指摘され始めている[21]．この偏頭痛との関連は，ヒトのドライアイ患者の三叉神経脊髄路核にも中枢感作が生じている傍証であると思われる．ドライアイ患者の疫学的調査からは不眠や抑うつ，幸福度等，一見ドライアイとは無関係と思えるパラメータとドライアイ症状の重症度に有意な相関がみられている[22][23]．どこまでがドライアイの中枢感作と関係あるのかは今後の課題であろうが，ドライアイは眼が乾くだけの疾患では済まされない

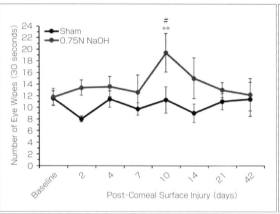
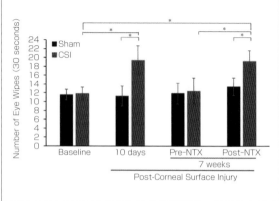
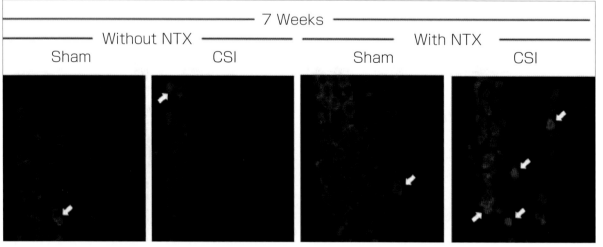

図 7. アルカリ外傷モデルマウスにおける 2M 食塩水点眼後の引っかき回数の経時的変化(a)およびオピオ
イド拮抗薬(ナルトレキソン)投与による引っかき回数(b), pERK による三叉神経の免疫染色(c)

0.75 N 水酸化ナトリウム水溶液を用いてアルカリ外傷ドライアイモデルマウスを作成し, 10 日後には 2M
食塩水点眼に対する引っかき回数の亢進がみられる(a). その後は引っかき回数は正常化するが, ナルトレ
キソン全身投与によって引っかき回数の亢進が再燃し, 三叉神経第 1 枝領域を神経活性化マーカー pERK
で免疫染色すると, 発現が再度亢進していた.

(文献 17 より改変して引用)

という眼科臨床医の肌感覚が証明されつつあるよ
うに思う.

ドライアイの治療

現在, 通常のドライアイ治療はレバミピドやジ
クアホソルナトリウム点眼や涙点プラグが中心と
思われる. 実際に眼表面に涙液不安定性等の問題
があって自覚症状が生じてくるので, これらの治
療は合理的な治療法と考えられる. しかしなが
ら, 本稿で触れたように角膜神経の機能的変化や
中枢感作を生じている場合には通常治療だけでは
対応が難しい.

このような難治性のドライアイ患者を眼の慢性

疼痛, すなわち慢性眼痛を呈していると捉えると
鎮痛治療を行うという選択肢が考えられる. ドラ
イアイが慢性的な眼痛に発展する機序を考慮する
と神経障害性疼痛に近い病態と考えられるので,
それに準じて対応するならば, 我が国の慢性疼痛
治療ガイドラインでは神経障害性疼痛治療に適応
のあるプレガバリン, デュロキセチン, アミトリ
プチン等はいずれも使用することを強く推奨する
(1A), と位置づけられている. 最近では眼科のな
かからも内服による鎮痛治療を推奨する動きが出
ており[24], 奏効しない症例もいるものの, 症状が
大きく改善する場合もある.

血清点眼は国内のドライアイガイドラインでは

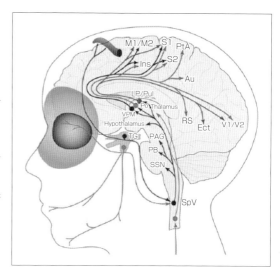

図 8.
偏頭痛に関与する三叉神経系回路
三叉神経脊髄路核は脳内の非常に多くの部位に投射している. 三叉神経脊髄路核から視床を経由してさらに多くの領域への投射がみられる.
TG：三叉神経, SpV：三叉神経脊髄路核, SSN：上唾液核, PB：結合腕傍核, PAG：中脳水道周囲灰白質, Hypothalamus：視床下部, Thalamus：視床, M1/M2：運動野, Ins：島, S1/S2：感覚野, Au：聴覚野, PtA：頭頂連合野, RS：脳梁膨大後部皮質, Ect：嗅内皮質, V1/V2：視覚野
LP/Pul：後外側核/視床枕, Po：後核, VPM：後内側腹側核
（文献 17 より引用）

使用を推奨されてはいないものの, 角膜神経の形態的異常と自覚症状を改善する効果が確認されており[25][26], 通常治療に反応しない難治性症状を呈する場合には選択肢の一つとして考慮しても良いと筆者は考えている. 慢性疼痛領域では神経ブロックや認知行動療法の有効性が示されているが, 眼痛に関してはまだ十分な報告はみられないので今後が注目される.

現在, TRPV1 阻害薬の治験が行われ[27], TRPM8 作動薬[28]等, TRP チャネルをターゲットにした開発が各国で行われている. また, 最近になってタクロリムス点眼にも TRPM8 や TRPV1 に対する作用がある[29]ことが確認される等, 既存薬にも神経に効果をもつ薬剤が存在するかもしれない. 今は動物実験の段階だが, 先ほどアルカリ外傷モデルで示したように内因性オピオイドが中枢感作に抑制的に作用していることからオピオイド鎮痛薬[17], 鎮痛作用を有するとされるプロゲステロン製剤[30]等の開発も期待されている. しかしながら, 神経をターゲットにした治療はまだこれからという段階であり今後の進展が期待される.

文 献

1) 山本雄士, 横井則彦, 東原尚代ほか：Tear film breakup time（BUT）短縮型ドライアイの臨床的特徴. 日眼会誌, **116**(12)：1137-1143, 2012.

2) Koh S, Maeda N, Hirohara Y, et al：Serial measurements of higher-order aberrations after blinking in patients with dry eye. Invest Ophthalmol Vis Sci, **49**(1)：133-138, 2008. doi：10.1167/iovs.07-0762［published Online First：Epub Date］

3) Kaido M, Kawashima M, Shigeno Y, et al：Relation of accommodative microfluctuation with dry eye symptoms in short tear break-up time dry eye. PLoS One, **12**(9)：e0184296, 2017. doi：10.1371/journal.pone.0184296［published Online First：Epub Date］

4) Belmonte C, Nichols JJ, Cox SM, et al：TFOS DEWS II pain and sensation report. Ocul Surf, **15**(3)：404-437, 2017. doi：10.1016/j.jtos.2017.05.002［published Online First：Epub Date］

5) Parra A, Madrid R, Echevarria D, et al：Ocular surface wetness is regulated by TRPM8-dependent cold thermoreceptors of the cornea. Nat Med, **16**(12)：1396-1399, 2010. doi：10.1038/nm.2264［published Online First：Epub Date］

6) Kovacs I, Luna C, Quirce S, et al：Abnormal activity of corneal cold thermoreceptors underlies the unpleasant sensations in dry eye disease. Pain, **157**(2)：399-417, 2016. doi：10.1097/j.pain.0000000000000455［published Online First：Epub Date］
Summary ドライアイモデルモルモットにおいて冷感受性神経の応答変化が生じていることを示す論文.

7) Hu L, Chen J, Zhang L, et al：Effects of Long-term Soft Contact Lenses on Tear Menisci and Corneal Nerve Density. Eye Contact Lens, **42**(3)：196-201, 2016. doi：10.1097/ICL.0000000000000177［published Online First：Epub Date］

8) Bereiter DA, Rahman M, Thompson R, et al：TRPV1 and TRPM8 Channels and Nocifensive

Behavior in a Rat Model for Dry Eye. Invest Ophthalmol Vis Sci, **59**(8)：3739-3746, 2018. doi：10.1167/iovs.18-24304［published Online First：Epub Date］

9) Benitez-Del-Castillo JM, Acosta MC, Wassfi MA, et al：Relation between corneal innervation with confocal microscopy and corneal sensitivity with noncontact esthesiometry in patients with dry eye. Invest Ophthalmol Vis Sci, **48**(1)：173-181, 2007. doi：10.1167/iovs.06-0127［published Online First：Epub Date］

10) Labbe A, Liang Q, Wang Z, et al：Corneal nerve structure and function in patients with non-sjogren dry eye：clinical correlations. Invest Ophthalmol Vis Sci, **54**(8)：5144-5150, 2013. doi：10.1167/iovs.13-12370［published Online First：Epub Date］

11) Tagawa Y, Noda K, Ohguchi T, et al：Corneal hyperalgesia in patients with short tear film break-up time dry eye. Ocul Surf, **17**(1)：55-59, 2019. doi：10.1016/j.jtos.2018.08.004［published Online First：Epub Date］

12) Alcalde I, Íñigo-Portugués A, González-González O, et al：Morphological and functional changes in TRPM8-expressing corneal cold thermoreceptor neurons during aging and their impact on tearing in mice. J Comp Neurol, **526**(11)：1859-1874, 2018. doi：10.1002/cne.24454［published Online First：Epub Date］

13) Fakih D, Zhao Z, Nicolle P, et al：Chronic dry eye induced corneal hypersensitivity, neuroinflammatory responses, and synaptic plasticity in the mouse trigeminal brainstem. J Neuroinflammation, **16**(1)：268, 2019. doi：10.1186/s12974-019-1656-4［published Online First：Epub Date］
Summary ドライアイモデルマウスにおいて三叉神経系の中枢感作が生じていることを示す論文.

14) Tsuda M, Shigemoto-Mogami Y, Koizumi S, et al：P2X4 receptors induced in spinal microglia gate tactile allodynia after nerve injury. Nature, **424**(6950)：778-783, 2003. doi：10.1038/nature01786［published Online First：Epub Date］

15) Tsuda M, Kuboyama K, Inoue T, et al：Behavioral phenotypes of mice lacking purinergic P2X4 receptors in acute and chronic pain assays. Mol Pain, **5**：28, 2009. doi：10.1186/1744-8069-5-28［published Online First：Epub Date］

16) Crane AM, Feuer W, Felix ER, et al：Evidence of central sensitisation in those with dry eye symptoms and neuropathic-like ocular pain complaints：incomplete response to topical anaesthesia and generalised heightened sensitivity to evoked pain. Br J Ophthalmol, **101**(9)：1238-1243, 2017. doi：10.1136/bjophthalmol-2016-309658［published Online First：Epub Date］

17) Cho J, Bell N, Botzet G, et al：Latent Sensitization in a Mouse Model of Ocular Neuropathic Pain. Transl Vis Sci Technol, **8**(2)：6, 2019. doi：10.1167/tvst.8.2.6［published Online First：Epub Date］
Summary アルカリ外傷モデルマウスにおいて三叉神経系の感作が潜在することを示す論文.

18) Burstein R, Noseda R, Borsook D：Migraine：multiple processes, complex pathophysiology. J Neurosci, **35**(17)：6619-6629, 2015. doi：10.1523/JNEUROSCI.0373-15.2015［published Online First：Epub Date］

19) Ismail OM, Poole ZB, Bierly SL, et al：Association Between Dry Eye Disease and Migraine Headaches in a Large Population-Based Study. JAMA Ophthalmol, **137**(5)：532-536, 2019. doi：10.1001/jamaophthalmol.2019.0170［published Online First：Epub Date］

20) Yang S, Kim W, Kim HS, et al：Association Between Migraine and Dry Eye Disease：A Nationwide Population-Based Study. Curr Eye Res, **42**(6)：837-841, 2017. doi：10.1080/02713683.2016.1262876［published Online First：Epub Date］

21) Farhangi M, Diel RJ, Buse DC, et al：Individuals with migraine have a different dry eye symptom profile than individuals without migraine. Br J Ophthalmol, **104**(2)：260-264, 2020. doi：10.1136/bjophthalmol-2018-313471［published Online First：Epub Date］

22) Ayaki M, Kawashima M, Negishi K, et al：Sleep and mood disorders in women with dry eye disease. Sci Rep, **6**：35276, 2016. doi：10.1038/srep35276［published Online First：Epub Date］

23) Kawashima M, Uchino M, Yokoi N, et al：Associations between subjective happiness and dry eye disease：a new perspective from the Osaka study. PLoS One, **10**(4)：e0123299, 2015. doi：

10.1371/journal.pone.0123299〔published Online First：Epub Date〕

24）Dieckmann G, Goyal S, Hamrah P：Neuropathic Corneal Pain：Approaches for Management. Ophthalmol, **124**(11S)：S34-S47, 2017. doi：10.1016/j.ophtha.2017.08.004〔published Online First：Epub Date〕

25）Semeraro F, Forbice E, Nascimbeni G, et al：Effect of Autologous Serum Eye Drops in Patients with Sjögren Syndrome-related Dry Eye：Clinical and In Vivo Confocal Microscopy Evaluation of the Ocular Surface. In vivo, **30**(6)：931-938, 2016. doi：10.21873/invivo.11016〔published Online First：Epub Date〕

26）Aggarwal S, Colon C, Kheirkhah A, et al：Efficacy of autologous serum tears for treatment of neuropathic corneal pain. Ocul Surf, **17**(3)：532-539, 2019. doi：10.1016/j.jtos.2019.01.009〔published Online First：Epub Date〕

27）Benitez-Del-Castillo JM, Moreno-Montanes J, Jimenez-Alfaro I, et al：Safety and Efficacy Clinical Trials for SYL1001, a Novel Short Interfering RNA for the Treatment of Dry Eye Disease. Invest Ophthalmol Vis Sci, **57**(14)：6447-6454, 2016. doi：10.1167/iovs.16-20303〔published Online First：Epub Date〕

28）Yang JM, Li F, Liu Q, et al：A novel TRPM8 agonist relieves dry eye discomfort. BMC Ophthalmol, **17**(1)：101, 2017. doi：10.1186/s12886-017-0495-2〔published Online First：Epub Date〕

29）Arcas JM, Gonzalez A, Gers-Barlag K, et al：The Immunosuppressant Macrolide Tacrolimus Activates Cold-Sensing TRPM8 Channels. J Neurosci, **39**(6)：949-969, 2019. doi：10.1523/JNEUROSCI.1726-18.2018〔published Online First：Epub Date〕

30）Meng ID, Barton ST, Goodney I, et al：Progesterone Application to the Rat Forehead Produces Corneal Antinociception. Invest Ophthalmol Vis Sci, **60**(5)：1706-1713, 2019. doi：10.1167/iovs.18-26049〔published Online First：Epub Date〕

MB OCULI. No. 89：12－16, 2020

特集／眼科不定愁訴と疾患症候のギャップを埋める

マイボーム腺機能不全

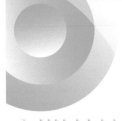

福岡詩麻[*1]　有田玲子[*2]

Key Words： マイボーム腺機能不全(meibomian gland dysfunction：MGD)，ドライアイ(dry eye)，マイボーム腺(meibomian gland)，マイボグラフィー(meibography)，温罨法(warm compress)，眼瞼清拭(lid hygiene)

Abstract：マイボーム腺から分泌される脂であるマイバムは，涙液油層を形成し，涙液の蒸発を防ぐ重要な働きをしている．マイボーム腺機能不全(MGD)に伴う自覚症状は，眼不快感，異物感，乾燥感，圧迫感等，多岐にわたる．MGD に伴う蒸発亢進型ドライアイが，ドライアイのなかでも多くの割合を占める．患者の自覚症状，細隙灯顕微鏡による眼瞼縁所見と合わせて，非侵襲的マイボグラフィーによりマイボーム腺形態を観察することが MGD の診断にとっては重要であり，早期診断・早期治療達成につながる．最近の研究により，涙液にもホメオスタシスがあり，涙液量と油層は双方向の補償反応があること，MGD とドライアイは似ているが，異なる疾患であることもわかってきた．MGD の治療としては，第一に患者自身が温罨法，眼瞼清拭を根気強く続けることが重要であり，患者教育を丁寧に行う必要がある．

マイボーム腺機能不全とは

マイボーム腺機能不全(meibomian gland dysfunction：MGD)は，マイボーム腺の機能に異常をきたした状態である．マイボーム腺は皮脂腺の一種で，上眼瞼に約25〜40本，下眼瞼に約20〜30本程度，瞼板内に垂直に走っている．涙液は油層，水層，ムチンからなり，マイボーム腺は，涙液の油層を形成する脂(マイバム)を分泌している．涙液の油層は涙液の過剰な蒸発を防ぎ，涙液の安定性を高める役割をしている．

MGD ワーキンググループによるマイボーム腺機能不全の定義[1]によれば，MGD は「さまざまな原因によってマイボーム腺の機能が瀰漫性に異常をきたした状態であり，慢性の眼不快感を伴う」とされている．Lemp らの報告によりドライアイ全体の 86％が MGD であることが明らかになった[2]．MGD では，涙液安定性が低下し，蒸発亢進型ドライアイにつながる[3]．MGD は，マイボーム腺機能が低下する分泌減少型と，亢進する分泌増加型の 2 つに大きく分けられる．分泌減少型 MGD のほうが，分泌増加型よりも症例数が多い．

マイボーム腺機能不全の自覚症状

MGD の自覚症状としては，眼不快感，異物感，乾燥感，圧迫感等がある[1]．具体的には，眼が疲れやすい，ごろごろする，しょぼしょぼする，眼脂が出る，眼が乾く，べとつく，不快感がある，痛い，涙が出る，かゆい，充血しやすい，まぶし

[*1] Shima FUKUOKA，〒330-0854　さいたま市大宮区桜木町 1-169-1　大宮はまだ眼科西口分院．院長/〒337-0042　さいたま市見沼区大字南中野 626-11　Lid and Meibomian Gland Working Group (LIME 研究会)
[*2] Reiko ARITA，〒337-0042　さいたま市見沼区大字南中野 626-11　伊藤医院，副院長/Lid and Meibomian Gland Working Group(LIME 研究会)

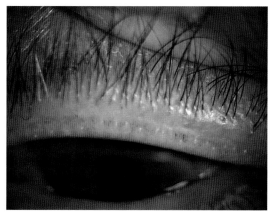

図 1. MGD の瞼縁所見
64 歳，男性．左眼の上眼瞼縁所見．マイボーム
腺開口部の閉塞所見（plugging）と血管拡張（vas-
cularity）が観察される．

い，まばたきの回数が多い，眼を開けていられな
い（閉じているほうが楽だ），ものもらいがよくで
きるといった，さまざまな症状を訴えうる[4]．

　MGD と同様の自覚症状を訴える疾患として
は，前部眼瞼炎，ドライアイ，アレルギー性結膜
炎等がある．

マイボーム腺機能不全の診断

　MGD ワーキンググループによる診断基準[1]で
は，①自覚症状，②マイボーム腺開口部周囲異常
所見，③マイボーム腺開口部閉塞所見，これら 3
項目をすべて満たす場合，分泌減少型 MGD と診
断される．

　非侵襲的にマイボーム腺の形態を観察する検査
としてはマイボグラフィー，機能を評価する検査
としてはインターフェロメトリー法がある．患者
の自覚症状，細隙灯顕微鏡による眼瞼所見ととも
に，マイボグラフィーによるマイボーム腺の形態
の観察が，MGD の診断にとって非常に重要であ
る[4]．分泌減少型 MGD と涙液減少型ドライアイの
鑑別にも，マイボグラフィーとシルマー検査が有
用である[5]．分泌増加型 MGD の診断は，自覚症状
と，涙液の foaming 形成（白く泡立った涙液），眼
瞼縁の血管拡張といった瞼縁所見から行う[6]．

1．細隙灯顕微鏡による観察

　細隙灯顕微鏡を用いて，マイボーム腺開口部周
囲異常所見を観察する．眼瞼縁の血管拡張（vas-
cularity）（図 1），粘膜皮膚移行部の前方または後
方移動，眼瞼縁不整（irregularity）が特徴的であ
る．マイボーム腺開口部閉塞所見の判定として
は，細隙灯顕微鏡で plugging（図 1）等があること
を確認する．

　続いて，フルオレセイン染色をして，角膜上皮
障害有無の観察，涙液層破壊時間（tear film
breakup time：BUT）の測定を行う．

　さらに，拇指で眼瞼を中等度圧迫することで，
マイボーム腺からのマイバムの圧出のしやすさや
性状を観察する．分泌低下型 MGD では，圧出で
きるマイバムが低下している[7]．分泌増加型 MGD
では容易に過剰なマイバムが圧出される．

2．マイボーム腺形態の観察

　マイボグラフィーは，生体内のマイボーム腺の
形態を観察する方法である．1977 年に Tapie[8]に
より初めて報告され，その後，Arita らが赤外線
を用いた非侵襲的マイボグラフィーを開発[9][10]し
たことで，1 分以内と短時間で眼瞼全体を容易に
観察できるようになった．日本で現在販売されて
いる非侵襲的マイボグラフィーとしては，スリッ
トランプ付属式（DC-4，トプコン社），持ち運び式
（マイボペン®，JFC セールスプラン社），ケラトグ
ラフ付属型（Keratograph® 5M，OCULUS 社），イ
ンターフェロメトリー付属型（idra，SBM Sistemi
社と LipiView® II，Johnson & Johnson Vision 社）
がある．

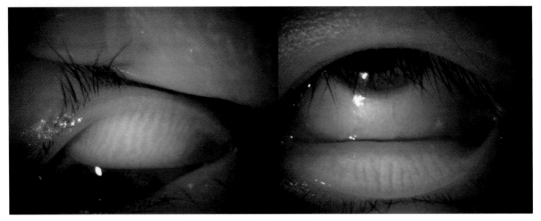

図 2. 正常眼のマイボグラフィー
26 歳, 女性. 左眼. 非侵襲的マイボグラフィーで撮影されたマイボグラフィー. 白い部分が
マイボーム腺. 上 30 本前後, 下 20 本前後の直線的なマイボーム腺がきれいに並ぶ.

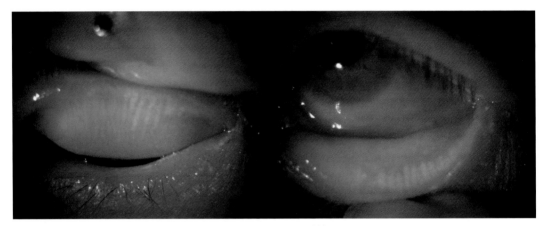

図 3. MGD 眼の所見
58 歳, 女性. 左眼. 非侵襲的マイボグラフィーで, マイボーム腺の脱落(開口部から黒い部分),
短縮, 狭細化等の所見が得られる.

非侵襲的マイボグラフィーによる画像では, ブドウの房状の腺房が白く観察される. 黒い部分はマイバムがないところであり, 腺構造が破壊されたマイボーム腺の脱落(dropout)と, 角化物の堆積やマイバムが変性・減少した部分と考えられる(図 2). マイボグラフィーは客観性, 再現性が高い.

分泌減少型 MGD では, マイボーム腺の脱落, 短縮, 屈曲, 拡張と多彩な変化がみられる. マイバムの変質のためか, 正常眼よりもコントラストも悪くなることが多い(図 3)[4]. 分泌低下型 MGD では, マイボーム腺の形態変化は加齢性変化以上の変化はほとんどみられない[6].

3. マイボーム腺機能の評価

マイボーム腺の機能である涙液油層の厚みは, 光干渉像によるインターフェロメトリー法を利用している LipiView®(Johnson & Johnson Vision 社)を用いて定量的・非侵襲的に測定できる. LipiView® で測定した涙液油層厚とマイボグラフィーによるマイボーム腺消失面積は, 負の相関があるとの報告[11]により, マイボーム腺の形態と機能は関連があることが明らかになった. さらに, 最近, Lid and Meibomian Gland Working Group(LIME 研究会, http://www.lime.jp/)が行った多施設研究[3]により, LipiView® による涙液油層厚と涙液量(シルマー値)は負の相関があることがわかった. 脂が足りない MGD では水で, 水

が足りない涙液減少型ドライアイでは脂で補てんしていると考えられる．これにより，他の体液同様，涙液にもホメオスタシスがあり，涙液量と油層は双方向の補償反応(interactive compensation)があることが示された[3]．

マイボーム腺機能不全の治療

MGDの治療で最も重要なのは，患者自身が根気強く温罨法，眼瞼清拭(リッドハイジーン)を行うことである．温罨法を行うことで，眼瞼温度を上昇させてマイバムを融解，分泌を促進し，眼瞼の血流を改善する[12)13]．蒸しタオルは簡便だが，眼瞼が濡れるため，タオルを外したあとに気化熱が発生して，眼瞼温度が下がり，むしろ逆効果となる．眼瞼が濡れない温罨法を施行することが重要である．さまざまな温罨法用品が市販されているので利用すると良い．続いて，眼瞼清拭として，眼瞼専用の洗浄液や清浄綿，抗菌薬点眼を含ませた綿棒等を用いて，眼瞼をマッサージし，眼瞼縁をやさしく擦過する．マイバムの排出促進，変質して固くなった脂や角化物による閉塞の除去，瞼縁の細菌量を減らす効果がある．温罨法と具体的な方法については，LIME研究会のホームページに動画が掲載されている(http://www.lime.jp/main/mgd/treatment)．

さらに，重症度に応じて，鑷子によるマイバム圧出，人工涙液点眼，オメガ3系脂肪酸の内服，アジスロマイシン点眼，眼軟膏の使用，テトラサイクリン系抗生剤内服，抗炎症剤点眼による治療等を併用する[14]．

その他，医療機器による最先端の治療としては，LipiFlow®(Johnson & Johnson Vision社)[15]による温罨法やIPL(intense pulsed light)治療[16]がある．

似て非なる疾患であるMGDとドライアイ

MGDとドライアイはどちらも頻度の高い疾患であり，自覚症状も類似している．しかし最近，MDGとドライアイは似て非なる疾患であること

が判明した．MGDとドライアイに関する疫学調査「平戸度島スタディ」が，長崎県平戸市度島の全島民を対象として，LIME研究会と地元の眼科医らにより行われた[17]．MGDとドライアイの有病率は，それぞれ32.9%と33.4%で，合併率は12.9%であった．各疾患のリスクファクターは，MGDが男性，年齢，脂質降下薬内服であった一方，ドライアイは女性，コンタクトレンズ装用，結膜弛緩，眼瞼縁異常所見であった．MGDとドライアイの年齢別有病率も一致していなかった．

まとめ

MGDに伴う自覚症状は，多岐にわたり，不定愁訴とみなされがちである．現在，MGDに対する関心が高まり，MGDの病態解明や有用な治療法が開発されつつあるが，最も重要なのは，早期診断，早期治療である．眼不快感を訴える患者には，涙液検査や角結膜上皮障害の検査に加えて，眼瞼縁やマイボーム腺開口部の観察，そして客観性，再現性の高いマイボグラフィーによる形態観察を行うことをぜひおすすめしたい．また，少しでもMGDによる症状を和らげるために，患者が自宅で行う温罨法，眼瞼清拭を根気強く続けられるよう，定期的な眼科受診を継続できるよう，患者教育を丁寧に行うことが重要である．その際，LIME研究会ホームページに掲載している温罨法やリッドハイジーンの具体的な動画を待合室で上映したり，新たにLIME研究会が作成したMGD啓発冊子を配布する等の工夫をしながら説明いただけると，患者自身のケアの重要性が伝わりやすい．

文　献

1) 天野史郎，有田玲子，木下　茂ほか：マイボーム腺機能不全の定義と診断基準．あたらしい眼科，**25**：627-631，2010.
2) Lemp MA, Crews LA, Bron AJ, et al：Distribution of aqueous-deficient and evaporative dry eye in a clinic-based patient cohort：a retrospective study. Cornea, **31**：472-478, 2012.

3) Arita R, Morishige N, Fujii T, et al：Tear Interferometric Patterns Reflect Clinical Tear Dynamics in Dry Eye Patients. Invest Ophthalmol Vis Sci, **57**：3928-3934, 2016.

4) Arita R, Itoh K, Maeda S, et al：Proposed diagnostic criteria for obstructive meibomian gland dysfunction. Ophthalmology, **116**： 2058-2063, e2051, 2009.

5) Arita R, Itoh K, Maeda S, et al：Efficacy of diagnostic criteria for the differential diagnosis between obstructive meibomian gland dysfunction and aqueous deficiency dry eye. Jpn J Ophthalmol, **54**：387-391, 2010.
Summary 閉塞性（分泌低下型）MGD の診断に，自覚症状と眼瞼縁所見，マイボグラフィーが重要であることが書かれている.

6) Arita R, Itoh K, Maeda S, et al：Proposed diagnostic criteria for seborrheic meibomian gland dysfunction. Cornea, **29**：980-984, 2010.

7) Shimazaki J, Sakata M, Tsubota K：Ocular surface changes and discomfort in patients with meibomian gland dysfunction. Arch Ophthalmol, **113**：1266-1270, 1995.

8) Tapie R：Biomicroscopial study of Meibomian glands(in French). Ann Ocul(Paris), **210**：637-648, 1977.

9) Arita R, Itoh K, Inoue K, et al：Noncontact infrared meibography to document age-related changes of the meibomian glands in a normal population. Ophthalmology, **115**：911-915, 2008.
Summary 非侵襲的マイボグラフィーについての世界初の報告で，必読の文献である.

10) Arita R, Itoh K, Maeda S, et al：A newly developed noninvasive and mobile pen-shaped meibography system. Cornea, **32**：242-247, 2013.

11) Eom Y, Lee JS, Kang SY, et al：Correlation between quantitative measurements of tear film lipid layer thickness and meibomian gland loss in patients with obstructive meibomian gland dysfunction and normal controls. Am J Ophthalmol, **155**：1104-1110, e1102, 2013.

12) Arita R, Morishige N, Sakamoto I, et al：Effects of a warm compress containing menthol on the tear film in healthy subjects and dry eye patients. Sci Rep, **7**：45848, 2017.

13) Arita R, Morishige N, Shirakawa R, et al：Effects of Eyelid Warming Devices on Tear Film Parameters in Normal Subjects and Patients with Meibomian Gland Dysfunction. Ocul Surf, **13**：321-330, 2015.

14) Geerling G, Tauber J, Baudouin C, et al：The international workshop on meibomian gland dysfunction：report of the subcommittee on management and treatment of meibomian gland dysfunction. Invest Ophthalmol Vis Sci, **52**：2050-2064, 2011.

15) Finis D, Hayajneh J, Konig C, et al：Evaluation of an automated thermodynamic treatment (LipiFlow(R))system for meibomian gland dysfunction：a prospective, randomized, observer-masked trial. Ocul Surf, **12**：146-154, 2014.

16) Craig JP, Chen YH, Turnbull PR：Prospective trial of intense pulsed light for the treatment of meibomian gland dysfunction. Invest Ophthalmol Vis Sci, **56**：1965-1970, 2015.

17) Arita R, Mizoguchi T, Kawashima M, et al： Meibomian Gland Dysfunction and Dry Eye Are Similar but Different Based on a Population-Based Study：The Hirado-Takushima Study in Japan. Am J Ophthalmol, **207**：410-418, 2019.
Summary MGD に関する日本発のはじめての疫学研究の論文である.

MB OCULI. No. 89：17−23, 2020

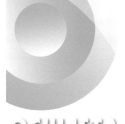

特集／眼科不定愁訴と疾患症候のギャップを埋める

白内障手術後の dysphotopsia

五十嵐章史*

OCULISTA

Key Words： 白内障術後（after cataract surgery），眼内レンズ（intraocular lens），異常光視症（dysphotopsia），positive dysphotopsia，negative dysphotopsia

Abstract： 白内障術後の不定愁訴として dysphotopsia（異常光視症）がある．Dysphotopsia は大きく分けて positive dysphotopsia と negative dysphotopsia に分けられ，前者は主にグレアやハローといった症状，後者は耳側にかかる三日月状の影といった症状が代表的である．過去に報告したその発症頻度は positive dysphotopsia が 23.6％，negative dysphotopsia が 3.5％と negative のほうが頻度は低いが自覚症状は強い傾向であった．原因としては，両者とも使用する眼内レンズの形状や素材が最も影響し，negative dysphotopsia は若年者で症状が生じやすい傾向が示唆された．臨床的には使用する眼内レンズの性状を把握し，患者に発生しうる症状の原因について説明することが重要である．

はじめに

近年，白内障手術は手術手技・超音波器械の発展により安全性が高くなり，創口の小切開化・再現性の高い測定機器の登場，眼内レンズの高次機能化により術後の視機能は著しく向上した．その結果，白内障手術患者も術後に求める要求は高くなっており，術後の屈折ずれはもちろん，見え方の違和感も術後の強い不満要素になりえるのが現状である．白内障術後の代表的な不定愁訴に dysphotopsia という症状がある．本稿では dysphotopsia の種類や原因，臨床における発生頻度，対処法について解説する．

Dysphotopsia とは

Dysphotopsia とは photopsia（光視症）の対義語で，好ましくない光が見えることの総称であり日本語では異常光視症と訳されることが多い．Dys-photopsia には大きく positive dysphotopsia（以下，PD）と negative dysphotopsia（以下，ND）の 2 種類があり，前者はハロー，グレア，スターバースト等，光のまぶしさやちらつきといった症状（図 1）を指し，後者は視界の周辺部の黒い影（典型例は耳側にみえる三日月状の影）といった症状を指す[1]．これらの症状は主に挿入した眼内レンズ（以下，IOL）の性状に起因するとされており，特に ND に関しては近年 Holladay が模擬眼を用いた光線追跡法の研究にて詳細に報告[2]し注目されている．それによると ND の正体は，IOL を通過しないで虹彩と IOL の隙間から網膜に到達してしまった光と，IOL を通過し屈折した光との領域の間のギャップ（暗所）であるとしている（図 2）．この理論から光学的に ND は視界の全周に黒い影が見えるはずであるが，臨床的には「耳側に三日月状の影が見える」という訴えることが多い．これは人の視野が耳側に広いことに起因し，感覚的にこの影を認識できるのが視野の広い耳側部分であるということになる（図 3）．

* Akihito IGARASHI，〒107-0052　東京都港区赤坂 8-10-16　山王病院アイセンター，部長

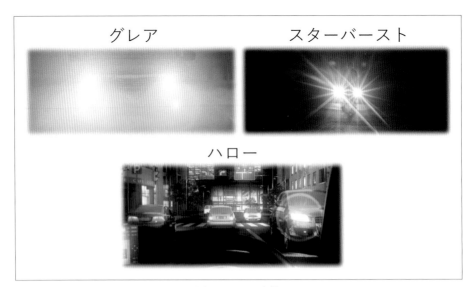

図 1. PD の症状

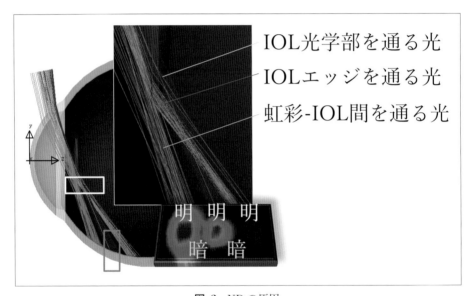

図 2. ND の原因
IOL を通過しないで虹彩と IOL の隙間から網膜に到達してしまった光（明所）と，
IOL を通過し屈折した光（明所）との領域の間のギャップ（暗所）である．

Dysphotopsia の臨床的な発生頻度と
リスクファクター

　Dysphotopsia の発生頻度についての報告は少なく，最初に dysphotopsia を positive と negative に大別した Davison[1]によると，深刻な dysphotopsia の訴えをもつ割合は 1997～99 年の 2 年間で 0.2%（14 例/6668 例，6 例が positive，6 例が negative，2 例が positive と negative の混合）であったとしている．その後，2007 年に Bournas ら[3]は 4 種類の異なる形状・素材の眼内レンズによる dysphotopsia の頻度を報告しており，それによると 19.5%（117 例/600 例）であったとしている．これらは高機能な眼内レンズが多く登場している現在の発生頻度ではなく，筆者らはこの数年これら dysphotopsia の不定愁訴が増えているように感じていた．そこで当院において白内障術後患者全員に満足度アンケート（図 4）を行い，dysphotopsia の発生頻度およびリスクファクターを調査した．調査結果は日眼会誌に報告[4]した内容

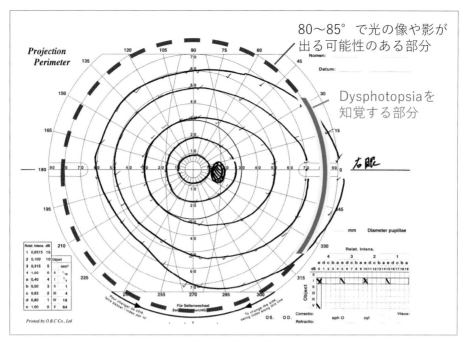

図 3. ND の訴え
ND は視界の全周に黒い影が生じるはずであるが，感覚的には広い耳側のみ
この症状を感じるため，耳側の黒い影と訴えることが多い．

- 白内障手術後の満足度は何点でしょうか?
  /100点
- 満足度100点未満の方は減点の理由として下記の項目で
  該当するものにチェックお願いします。

  ☐ 遠くが見えづらい
  ☐ 近くが見えづらい
  ☐ まぶしい / 外灯がまぶしい / 光の輪が見える
  ☐ 周辺部に暗い影が見える（三日月型の影）
  ☐ 疲れる / 見え方が慣れない
  ☐ 目が乾く / ゴロゴロする
  ☐ その他

図 4. 当院で用いた白内障術後アンケート
まぶしい／外灯がまぶしい／光の輪が見えるという項目を PD，周辺部に
暗い影が見える(三日月型の影)という項目を ND とした．

を解説する．対象は 2017 年 8 月〜2018 年 2 月ま
でに当院にて白内障手術を施行し，術後 1 か月に
て術後検査およびアンケートが得られた 199 例
199 眼(1 例 1 眼，男性：101 例，女性：98 例)を対
象とした．対象例の適応基準は，①術後矯正視力
が 1.0 以上であること，②両眼とも同素材・同種
類の IOL を挿入していること，③術中合併症はな

く囊内固定としていること，④白内障以外の眼疾
患がないことであり，角膜屈折矯正手術(LASIK，
PRK，RK)の既往がある例，多焦点 IOL を挿入し
ている例は除外した．使用した IOL はシリコーン
素材の AQ110NV(STAAR 社)，アクリル素材の
PU6A(KOWA 社)，355T5(HOYA 社)の 3 種類を
用いた．アンケート結果より術後 1 か月における

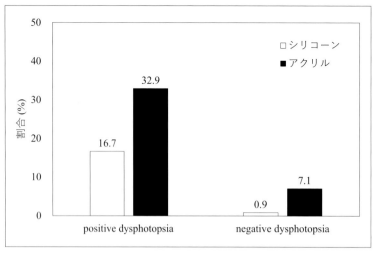

図 5. IOL 素材別の PD, ND の発生頻度
アクリル IOL はシリコーン IOL と比較して, PD の発生率が約 2 倍,
ND の発生率が約 7 倍程度多く発生する結果であった.

表 1. Holladay らの報告[2]による ND のリスクファクター

Primary
・smaller photopic pupil
・larger positive angle kappa
・shape of IOL(with steeper posterior surface)
・nasal anterior capsule overlying anterior nasal IOL
・high dioptric power if eqi-biconvex or plano-convex
・optic-haptic junction of IOL not horizontal(or supranasal by 30°)
Secondary
・edge design(truncated versus rounded and thickness)
・material of IOL(higher versus lower index)
・negative aspheric surface

PD, ND 発生例はそれぞれ 23.6%(47 例/199 例),
3.5%(7 例/199 例)であった. また術後 PD の発生
リスクとしては IOL 素材(r = − 0.351, p = 0.048)
がアクリルであること, ND 発生のリスクファク
ターとしては年齢が若いこと(r = 0.900, p =
0.048), IOL 素材がアクリルであること(r =
− 1.213, p = 0.033), 眼軸長が短いこと(r =
1.475, p = 0.041)の 3 つが有意なリスクファク
ターとなった. 特に IOL 素材は PD, ND の発生
頻度に大きな影響を与え, 図 5 に示すようにシリ
コーンとアクリルでは PD の発生率に約 2 倍, ND
の発生率に約 7 倍程度差が出ることがわかった.
これは Holladay らの報告[2]と一致しており, Hol-
laday らは ND 発生の IOL に起因する要素として
スクエアエッヂ, 高屈折率素材, 負の非球面形状,
高屈折度数であることをそれぞれリスクファク

ターと報告していた(表 1). 表 2 に当研究[4]で用い
た IOL の特徴, 図 6 にシリコーン素材の
AQ110NV の電子顕微鏡写真を示す. AQ110NV
はエッヂ形状が球面・ラウンドエッヂ(他のアク
リル素材のレンズは非球面・スクエアエッヂ)で
あり, また, その屈折率は 1.413 と他のアクリル
素材のレンズ(PU6A, 355T5 ともに屈折率は
1.52)と比べ低値であった. このレンズデザイン
はいわゆるひと昔前の IOL デザインであるが, 皮
肉にも現在主流となっている IOL デザインのほ
うが dysphotopsia を生み出していることがわか
る.

PD・ND の対処法について

1. PD の対処法
グレア・ハロー・スターバースト等のいわゆる

表 2. 筆者らの報告[4)]で使用した IOL 別の特性

	水晶体	AQ110NV (STAAR)	PU6A(KOWA)	355T5(HOYA)
素　材	—	シリコーン 3ピース	アクリル 3ピース	アクリル 1ピース
形　状	—	球面 ラウンドエッヂ	非球面 スクエアエッヂ	非球面 スクエアエッヂ
屈折率	1.39	1.413	1.52	1.52
Abbe 数	50	56	43.4	43
レンズ径	—	5.5 mm	6.0 mm	6.0 mm

異常な光の反射を感じる症状である PD の原因は使用されている IOL 性状によるものである. 前述のように高屈折率, スクエアエッヂ, 非球面形状の IOL で生じやすいエッヂグレア症状であり, 根本的な対処法は低屈折率, ラウンドエッヂ, 球面形状の IOL への交換となる. ただし, PD の訴えは時間経過とともに減弱してくることが多く, それは IOL エッヂを覆う水晶体前囊が収縮・混濁することにより減少するといわれている[5)]. また瞳孔が散大した際に症状が悪化する傾向があるため, 症状が出現しやすい夕方〜夜間に低濃度ピロカルピン点眼やブリモニジン点眼(適応外使用)をすると改善する傾向がある[5)]. まずは原因について患者に説明を行い, 症状が強い症例は上記点眼処方を行い経過観察とすることが望ましく, ほとんどの症例は時間経過とともに強い訴えは減弱することが多い.

2. ND の対処法

耳側の三日月状の黒い影という ND の訴えは, PD に比べ発生頻度としては稀であるが強い症状を長く訴え続けることが多い. 原因としては, PD と同様に高屈折率, スクエアエッヂ, 非球面形状といった IOL 性状によるものが一番であるが, 網膜感度が良い若年者, 瞳孔が小さく高屈折度数レンズが必要とされる遠視眼(短眼軸眼)に発生しやすい傾向がある[4)]. ND は IOL を通過しないで虹彩と IOL の隙間から網膜に到達してしまった光と, IOL を通過し屈折した光との領域の間のギャップ(暗所)であることから, その対処法とし

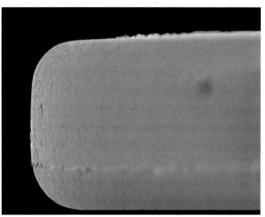

図 6. AQ110NV(STAAR)の電子顕微鏡写真
AQ110NV はシリコーン製で, そのエッヂ形状はラウンド形状をしている.

てはこのギャップを埋めることがポイントとなる. ちなみに PD のように瞳孔を縮瞳させることで ND は改善しないため, 前述の点眼による改善効果は期待できない[5)].

1)ギャップを埋める方法(IOL と光彩の距離を縮める)[6)〜8)]

A：IOL を囊外固定にする

B：Reverse optic capture(IOL のハプティクスは囊内のまま, 光学部のみ囊外へ固定する)

C：Piggyback による IOL 二次挿入法

A, B はすでに挿入されている IOL の固定位置を角膜方向へ移動させて, C はもう 1 枚 IOL を囊外に固定することで虹彩と IOL の距離を縮め, 虹彩と IOL の隙間から網膜に到達する光を減弱させる方法である. これらの方法は比較的眼内の侵襲が少なく ND を改善させる良い方法であるが, A,

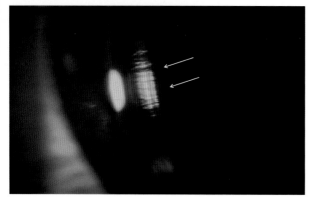

図 7. 当院初診時の細隙灯所見
挿入されている IOL(アクリル製, スクエアエッヂ)の
辺縁に斜めから光を入れると反射光がみられる.

B では屈折が近視化してしまうこと, すでに挿入
されている IOL がワンピースタイプの場合は困
難であることが欠点である.

2）IOL 交換（根本的な IOL 性状を変更する）

最も確実な方法は IOL を低屈折率, ラウンド
エッヂ, 球面形状のものに交換することである.
ここで当院での ND に対する IOL 交換例を示す.

症 例:55歳, 男性. 他院で左眼のみ白内障手
術を施行. 術後, 裸眼・矯正視力とも 1.5 と良好
で, 等価球面度数は 0 D であったが, 術直後より
「視野の周辺に黒い影がみえて不快」という訴えが
出現していた. その後, 16 か月経過観察したが,

当初よりは症状軽減するも以前周辺の黒い影が消
えず不快感が許容できないとのことで当院へ紹介
受診となった. 当院初診時, IOL は正位で後嚢混
濁もなく視力も変化なかったが, 細隙灯顕微鏡に
て IOL 縁は高屈折率スクエアエッヂ特有の反射
（図7）を認めた. 紹介状より挿入した IOL は
PCB00V＋22.0 D(Johnson & Johnson Surgical
Vision 社)であったため, シリコーン製のラウン
ドエッヂ IOL AQ110NV(STAAR)へ交換した.
術中水晶体嚢に問題はなく嚢内固定にて手術を終
えた. 術後 1 か月経過し, 患者の ND の症状は改
善した. ゴールドマン動的視野計の V–4 指標を用
いて患者の自覚的な影の訴えを評価したところ,
IOL 交換術前に比べ術後 1 か月において自覚的に
生じていた影が消失している(図8)ことがわかる.

さいごに

PD, ND とも IOL の高次機能化により生じた不
定愁訴であり, いかに人が元々有している水晶体
形状が理想的なものか思い知らされる結果であっ
た. 今回, さまざまな対処法について述べたが,
患者が強い不定愁訴となる原因は, この現象が何

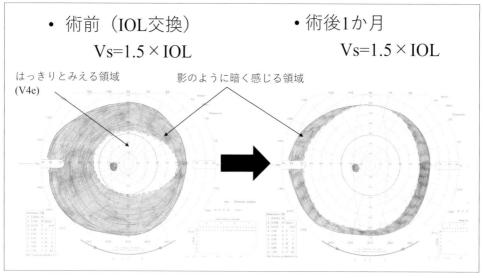

図 8. ゴールドマン動的視野計を用いた自覚的 ND の描出
V4e 指標を用いて患者が訴える影を描出すると, IOL 交換術後は完全ではないが,
大幅な ND 症状の改善を認めた.

で生じているのかという不安感であり，実際その生じている原因を説明すると患者の不安感は解消し，IOL 摘出交換まで至る例はほとんどない．白内障患者の IOL 選択に関しては現在の高機能 IOLの利点と欠点を秤にかけ選択し，結果生じた不定愁訴の原因を説明できることが望ましい．

文　献

1) Davison JA：Positive and negative dysphotopsia in patients with acrylic intraocular lenses. J Cataract Refract Surg, **26**：1346-1355, 2000.

2) Holladay JT, Simpson MJ：Negative dysphotopsia：Causes and rationale for prevention and treatment. J Cataract Refract Surg, **43**：263-275, 2017.

3) Bournas P, Drazinos S, Kanellas D, et al：Dysphotopsia after cataract surgery：comparison of four different intraocular lenses. Ophthalmologica, **221**：378-383, 2007.

4) 五十嵐章史，清水公也，常廣俊太郎ほか：白内障術後における Dysphotopsia 発生因子の検討．日眼会誌，**123**(1)：32-38，2019.

5) 稲村幹夫：Dysphotopsia(白内障術後の異常光視症)．IOL & RS，**31**：455-462，2017.

6) Masket S, Fram NR, Cho A, et al：Surgical management of negative dysphotopsia. J Cataract Refract Surg, **44**：6-16, 2018.

7) Burke TR, Benjamin L：Sulcus-fixated intraocular lens implantation for the management of negative dysphotopsia. J Cataract Refract Surg, **40**：1469-1472, 2014.

8) Makhotkina NY, Berendschot TT, Beckers HJ, et al：Treatment of negative dysphotopsia with supplementary implantation of a sulcus-fixated intraocular lens. Graefes Arch Clin Exp Ophthalmol, **253**：973-977, 2015.

Monthly Book OCULISTA
創刊5周年記念書籍

好評書籍

すぐに役立つ
眼科日常診療のポイント
―私はこうしている―

■編集 大橋裕一（愛媛大学学長）／村上 晶（順天堂大学眼科教授）／高橋 浩（日本医科大学眼科教授）

日常診療ですぐに使える！
診療の際にぜひそばに置いておきたい一書です！
眼科疾患の治療に留まらず、基本の検査機器の使い方から
よくある疾患、手こずる疾患などを豊富な図写真とともに
詳述！患者さんへのインフォームドコンセントの具体例を
多数掲載！
若手の先生はもちろん、熟練の先生も眼科医としての知識
をアップデートできる一書！ぜひお手に取りください！

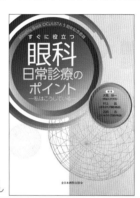

2018年10月発売　オールカラー　B5判
300頁　定価(本体価格 9,500円＋税)
※Monthly Book OCULISTA の定期購読には含まれておりません

Contents

Ⅰ　外来診療における検査機器の上手な使い方
　1. 視力検査（コントラスト，高次収差を含む）
　2. 前眼部 OCT
　　①角膜・水晶体
　　②緑内障
　3. 角膜形状解析（ケラトメータも含めて）
　4. 角膜内皮スペキュラー
　5. 後眼部 OCT
　　①眼底疾患
　　②OCT angiography
　　③緑内障
　6. ハンフリー視野計とゴールドマン視野計
　7. 眼圧計
Ⅱ　よくある異常―眼科外来での鑑別診断のコツ
　1. 流涙症
　2. 角膜混濁
　3. 眼底出血
　4. 飛蚊症
　5. 硝子体混濁（出血を含む）
　6. 視野異常・暗点
　7. 眼瞼下垂・瞬目異常
　8. 眼位異常
　9. 複 視
　10. 眼球突出
Ⅲ　日常診療でよく遭遇する眼疾患のマネージメント
　1. 結膜炎
　2. 老 視
　3. 近 視
　4. ぶどう膜炎

　5. コンタクトレンズ合併症
　　①フルオレセイン染色パターンからの診断
　　②マネージメントの実際
　6. 正常眼圧緑内障の診断
　7. 糖尿病網膜症
　8. 黄斑浮腫
　9. 眼瞼・結膜の腫瘤性病変
Ⅳ　誰もが手こずる眼疾患の治療
　1. MRSA 感染症
　2. 強膜炎
　3. 落屑症候群
　4. 濾過胞機能不全
　5. 網膜静脈閉塞症―CRVO/BRVO
　6. 中心性漿液性脈絡網膜症（CSC）
　7. 特発性脈絡膜新生血管
　8. 視神経炎
　9. 甲状腺眼症
　10. 心因性視覚障害
Ⅴ　眼科外来で必要なインフォームドコンセント
　1. 感染性結膜炎
　2. 蛍光眼底撮影―FA，IA，OCT angiography
　3. 外来小手術―霰粒腫・麦粒腫切開，翼状片
　4. 小児眼科―先天鼻涙管閉塞，弱視治療について
　5. 日帰り白内障手術
　6. 眼内レンズ選択（度数・多焦点など）
　7. 網膜光凝固・YAG レーザー
　8. 眼局所注射
　9. コンタクトレンズ処方（レンズケアを含む）
　10. サプリメント処方

全日本病院出版会　〒113-0033 東京都文京区本郷 3-16-4　Tel：03-5689-5989
www.zenniti.com　　　　　　　　　　　　　　　　　　　　Fax：03-5689-8030

MB OCULI. No. 89：25−32, 2020

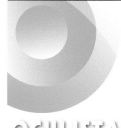

特集／眼科不定愁訴と疾患症候のギャップを埋める

結膜弛緩症

田　聖花*

OCULISTA

Key Words： 加齢(age-related disease)，眼不快感(ocular discomfort)，ドライアイ(dry eye)，摩擦関連疾患
(friction-related disease)，涙液メニスカス(tear meniscus)

Abstract：結膜弛緩症は高齢者の大半にみられる現象で，異物感に代表される眼不快感の原因
となることがよく知られている．次いで多い症状は，間欠性流涙と繰り返す結膜下出血である
が，ドライアイ等，眼表面異常との関連も深い．特に瞬目に伴う可動性による眼表面への悪影
響は，近年 friction-related disease として理解されるようになっている．涙液減少型ドライ
アイ合併例では，角結膜上皮障害の悪化要因となる．
　結膜弛緩症に特異的に有効な点眼はなく，眼表面の潤滑性を期待してドライアイに準じた点
眼薬や，抗炎症作用を持つステロイド点眼薬等を使用する．症状が点眼で改善しない場合は，
外科的治療が選択される．間欠性流涙を主訴とする例では，導涙障害との鑑別が重要である．
ドライアイ合併例で難治性の角結膜上皮障害を有する例では，切除による根治治療が勧められ
る．弛緩結膜の表情は多彩で，症状もさまざまである．症状や病態に応じた治療を選択するこ
とが重要である．

はじめに

　結膜弛緩症(図1)は，過剰な球結膜が眼球と眼
瞼の間に存在する現象である[1]．球結膜には，眼
球運動に沿うために強膜に対して生理的な緩みが
あるが，何らかの原因でその緩みが強くなり，だ
ぶついてしまった状態である．上輪部角結膜炎
(superior limbic keratoconjunctivitis：SLK)では
上方の球結膜にみられることもあるが[2]，一般的
には下眼瞼縁に沿ってみられるものを指し，本稿
でもそちらについて述べる．

結膜弛緩症の病態生理

　結膜弛緩症の有病率は加齢とともに高くなる．
Mimura らは，1〜94 歳までの 1,416 例の結膜弛

緩症の罹患率を調べたところ，年齢とともに有意
に増加し，41 歳以上では 90％以上にみられると報
告し，特に耳側や鼻側にみられる例が多かったと
している[3]．結膜弛緩症は単なる加齢現象であり，
疾患ではないと捉える向きもあるが，弛緩結膜の
範囲と程度には多彩なバリエーションがあり，さ
まざまな症状を引き起こすため，少なくとも実臨
床では無視できない．

　なぜ結膜弛緩症が生じるのかはよくわかってい
ない．組織学的には結膜実質の弾性線維の断裂が
みられる[4][5]．炎症細胞の浸潤は見られないことが
多い．*in vitro* では結膜上皮中の MMP-1 や
MMP-3 の発現が亢進しているとの報告や，酸化
ストレスマーカーの上昇が報告されている[5][6]．こ
れらは皮膚の変化と類似しており，加齢変化に何
らかの機転が働いて生じるものと考えられる．ま
た，涙液中に炎症性サイトカインである IL-1β や

* Seika DEN, 〒125-8506　東京都葛飾区青戸 6-41-2
東京慈恵会医科大学葛飾医療センター眼科

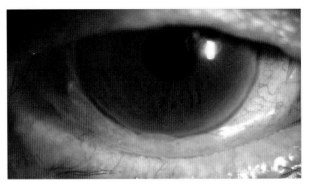

図 1. 結膜弛緩症

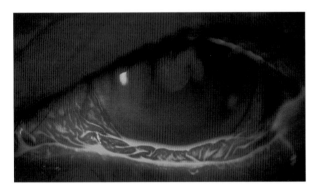

図 2. 結膜弛緩症の上の部分にみられる
異所性涙液メニスカス

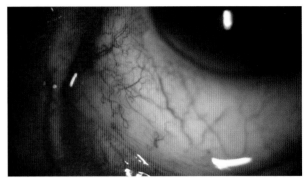

図 3. 図 1 症例の耳側結膜
血管が細く，コイル状に蛇行している．

IL-6 がみられるとも報告されている[7].

結膜弛緩症の症状と臨床所見

結膜弛緩症の三大症状は，異物感，間欠性流涙，繰り返す結膜下出血とされる．異物感は，弛緩結膜が瞬目のたびにあたかもカーテンやアコーディオンのように動くことで生じる．患者には「ごろごろする」のほかに「ものがはさまっているよう」「目やにがついているよう」と表現されることもある．耳側に弛緩量が多いタイプでは，外方視したときに特に感じるようである．間欠性流涙は，弛緩結膜のひだの間に余計な涙の貯留が生じ（異所性涙液メニスカスという．後述），瞬目時に外に押し出されて生じる（図 2）．導涙障害では恒常的に流涙が生じる点で，鑑別される．結膜下出血も弛緩結膜の可動性によって生じる．よく動く弛緩結膜部分では，血管の走行が細いコイル状に変化してしまっていることが多く，血管の破綻をきたしやすいと考えられる（図 3）．下方の弛緩結膜の皺

に沿って出血の広がりがみられることもある．また，結膜とテノン嚢，および強膜との接着が緩くなったり外れたりしており，リンパ管拡張を生じている例も多く[4]，前眼部 OCT でもしばしば確認される（図 4）．

結膜弛緩症は細隙灯顕微鏡で診断できる．角膜上に乗り上がっているような程度の強い例では一見してそれとわかるが，ひだが軽度の場合や，耳側や鼻側のみに存在するような例では見過ごされることもあり，フルオレセイン染色下で観察すると，より明らかとなる（図 5, 6）．一見，弛緩症がないようにみえても，強い瞬目を数回すると下眼瞼結膜囊に隠れていた弛緩結膜が顕在化する．また，瞼結膜と球結膜の慢性的な摩擦によって，弛緩部の結膜上皮障害がみられることもある（図 7）．結膜上皮障害はフルオレセインで検出できない場合は，リサミングリーンで染色すると検出されやすい．丈が高く角膜に乗り上がっている例では，角膜上皮障害が生じることもある．

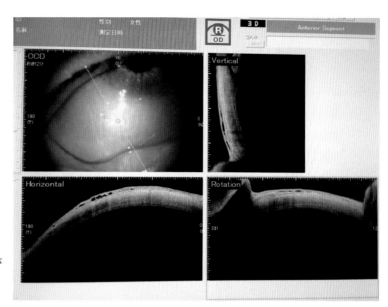

図 4.
結膜下にリンパ管拡張のスペースが
みられる.

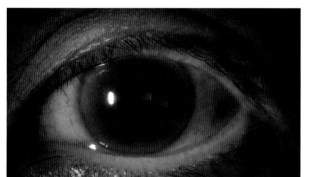

図 5. 軽度の結膜弛緩症の細隙灯顕微鏡写真

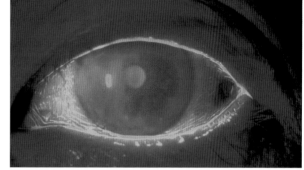

図 6. 図 5 症例のフルオレセイン染色像
結膜弛緩症が明らかとなる.

先に述べたように,結膜弛緩症ではしばしば流
涙が主訴となる.少なくとも PubMed 上で最も古
い結膜弛緩症(conjunctivochalasis)に関する論文
は Liu によるものだが[1],本論文でも涙液の流れ
を邪魔して流涙をきたす疾患として説明されてい
る.本論文でも触れられているように,間欠性流
涙を訴える症例に対して手術を検討する場合は,
術前に通水テストを行って,鼻涙管狭窄や鼻涙管
閉塞がないことを鑑別しておく必要がある.鼻涙
管の疎通障害も合併していれば,結膜弛緩症の手
術だけでは症状が寛解しないことをよく説明し,
鼻涙管の治療も勧める.

結膜弛緩症とドライアイ

結膜弛緩症は流涙の原因となる一方で,ドライ
アイも引き起こす.弛緩結膜が下眼瞼の涙液メニ

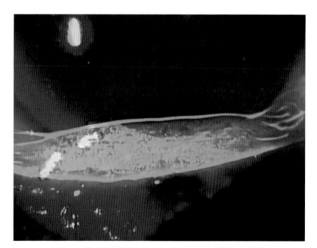

図 7. 弛緩結膜部分にみられる結膜上皮障害

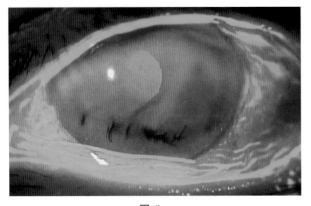

図 8.
異所性涙液メニスカスに隣接した角膜上で
涙液層の破綻がみられる.

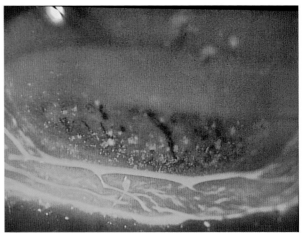

図 9. 異所性涙液メニスカスに隣接した角膜上に
みられる角膜上皮障害

スカスを占拠するため，涙腺から分泌された涙が涙点へ流れていく動きや，眼表面へ涙液のリザーバーとして働くべき涙液メニスカスの機能が阻害される[8)9)]．また，下方の涙液メニスカスは角膜の輪部に近いところに1本の線として存在するが，結膜弛緩症の程度が強い（丈が高い）と，角膜上にもう1本のメニスカスが形成される（異所性涙液メニスカス）．涙液メニスカスのすぐ上は涙液層が薄くなる物理特性があるため，結膜弛緩症ではこの涙液層菲薄部分が角膜上に存在することになり，角膜上で涙液層の破綻が生じやすく，涙液層破壊時間（tear film breakup time：BUT）の短縮として観察される（図8）．近年，結膜弛緩症は，lid wiper epitheliopathy（LWE）やSLKとともに，friction-related disease（FRD，摩擦が関係する疾患群）のひとつと考えるようになっている．Vuら[10)]の報告によると，FRDがある例では涙液減少がなくてもBUTが有意に短かった.

　涙液減少型ドライアイ合併例では，より涙液層の破綻が生じやすく，異所性涙液メニスカスの直上が角膜上皮障害の好発部位となる（図9）．難治性の角結膜上皮障害では，病態の形成に結膜弛緩症が関与していないか，よく観察する必要がある.

薬物治療

　結膜弛緩症は物理的に結膜が余剰しているの

で，根治治療は外科的アプローチであるが，自覚症状の改善には炎症や摩擦を軽減する点眼薬が奏効するときもあり，手術治療に消極的な場合は，0.1%フルオロメトオンや非ステロイド系抗炎症薬，あるいは抗アレルギー薬等を試みる．摩擦を軽減する目的で，レバミピドのようなドライアイ治療薬を使用することもある．レバミピドには結膜の杯細胞から分泌性ムチンの産生を促すことによる粘膜保護作用があり，先に述べたFRDに効果がある．また抗炎症作用による自覚症状の軽減も期待される.

外科的治療

　Liuの論文でも，結膜弛緩症には，単純切除が有効であると述べられている通り，疾患の成り立ちから考えると，外科的治療のほうが薬物治療より効果的である．現在までさまざまな方法が報告されているが，アルゴンレーザーを用いたり，羊膜移植を併用したり，抗凝固製剤を用いる等の方法は汎用性がないと思われ，そのような特別な器械や製材を必要としない方法としては，強膜縫着法，焼灼法，切除縫合法が挙げられる.

　強膜縫着法は，余剰結膜を可及的に結膜嚢に伸展し，3〜5か所で強膜に縫着する方法である（図10)[11)]．結膜を切除する必要がなく，点眼麻酔下で施行可能であるが，縫着部に肉芽形成が生じやす

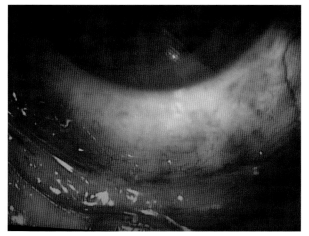

図 10. 強膜縫着法術後
輪部から約 8 mm の結膜囊に 3 か所の縫着糸が
みられる.

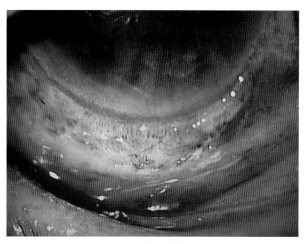

図 11. 焼灼法術後

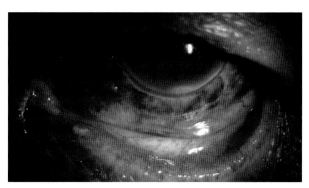

図 12. 切除縫合法術後

い. 焼灼法は, 余剰結膜を鑷子ではさみバイポーラやモノポーラで焼灼融解させる方法である(図11). 点眼麻酔下で行えるが, 術直後より広範囲の結膜上皮欠損が生じ, 術後炎症は比較的強い. 上皮化が完成するまで一週間程度要し, その間は感染のリスクもある.

Yokoi らは涙液動態の改善という観点から, 下眼瞼メニスカスをきれいに再建するための切除縫合法を報告している[12]. 切除縫合法は, 余剰結膜を可及的に結膜囊に向かって伸展させ, 輪部から約 2 mm で弧状切開を行ったのちに, 結膜囊側で余剰結膜の切除を行い, 切除断端を端々縫合するものである. 術後に結膜上皮欠損を生じず, また, 強膜縫着法や焼灼法に比べると余剰結膜量に応じて切除できる利点がある(図12). 中央下方に丈が

高い, 耳側や鼻側に多い等, どのようなタイプでも同じ術式で対応できる点でも優れている. また, 結膜弛緩症では結膜がテノン囊とともに強膜から外れているが, 本法では結膜切除部のテノン囊を適切に処理することで, 結膜と強膜の癒着が得られ, 再発が生じない点で, 他の方法より理にかなっていると考えられる. 図13, 14 は同一患者で片眼ずつ焼灼法と切除縫合法で行った例であるが, 焼灼法では弛緩結膜が再発しているのがわかる. また, 切除縫合法ではきれいな 1 本のメニスカスが形成されていることがわかる. 結膜と強膜の癒着を形成することを目的として行い, 結膜を切除しすぎないことがポイントである. 特に耳側や鼻側の切除量は, 逆方向に側方視させて生じる余剰分だけを切除するようにする. 縫合糸は 8-0

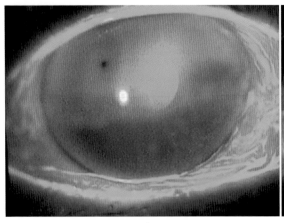 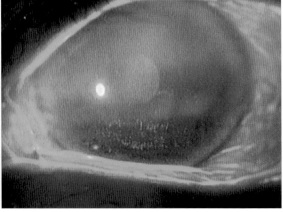

| a．右眼 | b．左眼 |

図 13. 両眼の結膜弛緩症

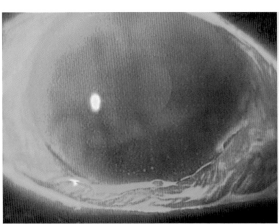 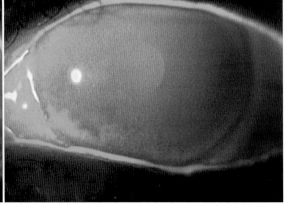

| a．右眼 | b．左眼 |

図 14. 図13症例の術後
右眼は焼灼法，左眼は切除縫合法で行い，右眼は再発しているのがわかる．

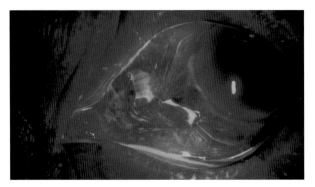

図 15. 切除縫合法でみられた鼻側結膜の創離開

のステロイドと抗菌剤の点眼や軟膏を 2 週間程度行う．術後炎症の管理は非常に重要である．手術の合併症に重篤なものはないが，縫合部の肉芽形成はステロイド点眼の力価を強める，早めに抜糸する等して対処する．耳側あるいは鼻側の結膜切除量が過剰だった場合，術後早期の創離開をきたすことがある(図15)．眼軟膏の点入や眼帯装用の継続等で保存的に結膜上皮化させる．

外科的治療の適応決定

手術適応は，自覚症状の強さと角結膜上皮障害への影響で決定する．角膜に乗り上がるような程度の強い例でもなんら症状を訴えないことも多く，その場合は積極的には手術は勧めなくとも良

あるいは9-0 程度のシルクやバイクリル等の吸収糸を用いるが，術後 1 週間程度で抜糸しても問題ない．

いずれの方法でも，術後はデキサメタゾン程度

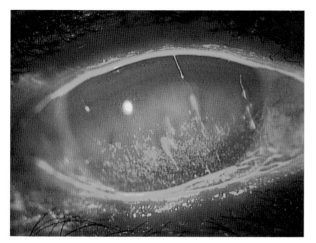

図16. 著しい角結膜上皮障害を合併した結膜弛緩症

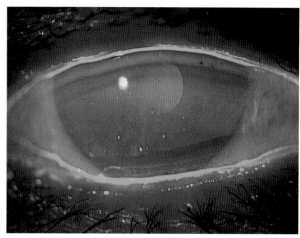

図17. 図16症例の術後
角結膜上皮障害は消失した.

い. 充血や「目が濁ってみえる」等, 整容上の理由
で希望される場合は, 手術の適応であろう. 主訴
が間欠性流涙の場合は, 上述したように導涙障害
がないか鑑別が必要である. 異物感や眼不快感が
強い例では, 涙液減少型ドライアイやマイボーム
腺機能不全等の合併がないか確認する.

上述したように, 角結膜上皮障害が強く難治性
のドライアイと診断されているような例では, 手
術は積極的に行ったほうが良い. 図16は, 複数の
ドライアイ点眼の使用でも改善しない角結膜上皮
障害の患者のフルオイン染色画像である. 強制瞬
目によって潜在していた結膜弛緩症があることが
わかったため, 切除縫合法で手術を行ったとこ
ろ, 角結膜上皮障害はすみやかに軽減した(図17).

範囲や程度等, どういったタイプの結膜弛緩症
にどの術式が最適かは明らかでないが, 自験例で
は, 切除縫合法が最も切除効果が高かった. 患者
の年齢や手術侵襲に対する理解等を含めて, 術式
を選択すると良いと考える.

まとめ

結膜弛緩症は中高年の眼不快感の原因となるこ
とは, すでに広く知られるようになった. ここに,
オキュラーサーフェスに及ぼす影響という観点が
加わると, より病態の理解が深まると思われる.
程度によっては外科的治療が奏効することも多

く, 点眼で主訴や所見が改善されない場合は, 積
極的に検討すると良い.

文 献

1) Liu D : Conjunctivochalasis. A cause of tearing and its management. Ophthal Plast Reconstr Surg, **2**(1) : 25-28, 1986.
2) Yokoi N, Komuro A, Maruyama K, et al : New surgical treatment for superior limbic kerato-conjunctivitis and its association with conjunctivochalasis. Am J Ophthalmol, **135**(3) : 303-308, 2003.
3) Mimura T, Yamagami S, Usui T, et al : Changes of conjunctivochalasis with age in a hospital-based study. Am J Ophthalmol, **147**(1) : 171-177, 2009.
4) Watanabe A, Yokoi N, Kinoshita S, et al : Clinico-pathologic study of conjunctivochalasis. Cornea, **23**(3) : 294-298, 2004.
5) Meller D, Tseng SCG : Conjunctivochalasis : literature review and possible pathophysiology. Surv Ophthalmol, **43** : 225-232, 1998.
6) Li DQ, Meller D, Liu Y, et al : Overexpression of MMP-3 and MMP-1 by cultured conjunctivochalasis fibroblast. Invest Ophthalmol Vis Sci, **41** : 404-410, 2000.
7) Acera A, Rocha G, Vecino E, et al : Inflammatory markers in the tears of patients with ocular surface disease. Ophthalmic Res, **40**(6) : 315-321,

2008. doi：10.1159/000150445. Epub 2008 Aug 7.

8) Yokoi N, Komuro A, Nishii M, et al：Clinical impact of conjunctivochalasis on the ocular surface. Cornea, **24**(8 Suppl)：S24-S31, 2005.

9) Huang Y, Sheha H, Tseng SC：Conjunctivochalasis interferes with tear flow from fornix to tear meniscus. Ophthalmol, **120**(8)：1681-1687, 2013.

10) Vu CHV, Kawashima M, Yamada M, et al：Dry Eye Cross-Sectional Study in Japan Study Group. Influence of Meibomian Gland Dysfunction and Friction-Related Disease on the Severity of Dry Eye. Ophthalmol, **125**(8)：1181-1188, 2018.

11) Otaka I, Kyu N：A new surgical technique for management of conjunctivochalasis. Am J Ophthalmol, **129**(3)：385-387, 2000.

12) Yokoi N, Komuro A, Sugita J, et al：Surgical reconstruction of the tear meniscus at the lower lid margin for treatment of conjunctivochalasis. Adv Exp Med Biol, **506**(Pt B)：1263-1268, 2002.

MB OCULI. No. 89：33−39, 2020

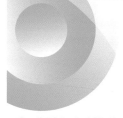

特集／眼科不定愁訴と疾患症候のギャップを埋める

アイペイン

山西竜太郎[*1]　内野美樹[*2]　川島素子[*3]

Key Words： ドライアイ(dry eye)，アイペイン(eye pain)，角膜知覚異常(corneal paresthesia)，神経因性眼痛
(neuropathic ocular pain)，ベノキシール® テスト

Abstract：診察では目立った眼所見がないのに異物感や違和感を訴える症例に遭遇することがある．主にドライアイや眼手術後の症例でみられるこの乖離を説明するために神経因性眼痛(neuropathic ocular pain：アイペイン)という概念が提唱された．アイペインは局所点眼麻酔薬による疼痛改善の程度によって，末梢性疼痛・混合性疼痛・中枢性疼痛に分類が可能である．末梢性疼痛に対してはドライアイに準じて涙液安定化をはかる治療が選択される．混合性／中枢性疼痛に対する治療は内服薬や補助療法等の選択もあるが，その効果に関する検討は十分とはいいがたい．アイペインは全身痛の一つとして認識されつつあり，他科との連携も必要と考えられる．

痛みの分類

痛み(ペイン)は生体の警告信号として重要である．国際疼痛学会は痛みの定義を「実際に何らかの組織損傷が起こった時，あるいは組織損傷が起こりそうな時，あるいはそのような損傷の際に表現されるような，不快な感覚体験および情動体験」と定義している[1]．痛みは侵害受容性疼痛(nociceptive pain)，神経因性疼痛(neuropathic pain)，心因性疼痛(psychogenic pain)の3つに分けられていて(図1)[2]，このうち，神経因性疼痛は"体性感覚神経系の病変や疾患によって引き起こされる疼痛"と定義されている．

我が国の一般人口において神経因性疼痛の保有率は6.4%とされている[3]．神経因性疼痛は，侵害受容性疼痛と比較して疼痛の程度が強い[4]．神経

因性疼痛は末梢神経あるいは中枢神経の障害によって生じ，その発生および難治化には末梢神経および中枢神経システムにおける可塑性(plasticity)が関与しているため[5]，鎮痛薬のみでは疼痛改善が得られにくい．

神経因性眼疼痛(アイペイン)

さて，眼科の診療においてもドライアイ患者等で眼の痛みや異物感等を訴える患者に遭遇することがある．Dry eye workshop(DEWS)Ⅱによる新しいドライアイの定義では角膜知覚異常が追加された[6]．ドライアイの治療は自覚症状の改善のため眼表面の刺激因子を取り除き，涙液層安定化や上皮傷害改善を目的としている．しかし，治療によって涙液動態や上皮傷害が改善しているにもかかわらず眼不快感を訴えることがある．これが知覚異常とされている[7]．

角膜には，機械刺激に反応するPiezo2，痛覚受容に反応するTRPV1，冷感受性のあるTRPM8がある[8]．ドライアイ等で眼表面の乾燥状態が持続

*1 Ryutaro YAMANISHI，〒160−8582　東京都新宿区信濃町35　慶應義塾大学医学部眼科学教室
*2 Miki UCHINO，同，特任講師
*3 Motoko KAWASHIMA，同，特任講師

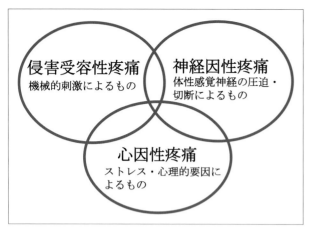

図 1. 疼痛の分類
（文献 2 より）

表 1. アイペインの特徴

1. 臨床所見と症状に食い違いがみられる
2. 前眼部への治療に対して効果が十分に得られない
3. 術後やうつ・不安等，精神併存疾患との併存
4. 眼の灼熱感，風や光への感受性亢進
5. 局所点眼麻酔薬使用後も遷延する疼痛がある

（文献 13 より）

表 2. アイペインを引き起こす疾患

1. 眼疾患	ドライアイ 感染性角膜炎 ヘルペス性角膜炎 再発性角膜上皮びらん 放射線角膜炎 外傷
2. 手術後	屈折矯正手術 白内障手術
3. 全身疾患	小径線維ポリニューロパチー 線維筋痛症 三叉神経痛 薬剤性ニューロパチー 自己免疫疾患 糖尿病 眼顔面痛
4. 精神併存疾患	不安 うつ 心的外傷後ストレス障害

（文献 15 より）

すると，高閾値の冷感受性神経の自発的発火活動が上昇するとともに，温度低下に対する反応閾値も著明に低下する．このような高閾値の冷感受性神経の機能変化が起こると，正常状態では乾燥感や痛みを感じることのない温度変化であっても神経が活性化してしまう．眼表面の涙液の不安定化，炎症，上皮傷害といった徴候に依存しない難治性の自覚症状は，角膜神経の機能変化によるものの可能性がある．さらに，このような角膜神経の機能変化は通常では痛みを起こさない刺激によって痛みを感じる疾患であるアロデニアの発症メカニズムと類似しており，中枢神経系における神経伝達やネットワークが変化し，痛覚情報処理機構の異常が引き起こされることが見出されている[7]．

同様に白内障術後や LASIK 術後に眼異物感や不快感を訴え，検査や入念な診療を行っても，患者の自覚症状と所見の乖離がみられる症例もある．Rosenthal らは神経因性眼痛（neuropathic ocular pain：NOP）という表現によってその概念を具体化した[9]．NOP とドライアイの間に臨床症状[10]や，in vivo 共焦点顕微鏡（IVCM）で角膜神経の密度低下をみとめた[11]等，両者には共通点があることが報告されている．

ドライアイや眼手術後等で生じた末梢神経障害は，全身の神経因性疼痛の機序と同様に中枢神経系の痛み受容系の複雑な変化をもたらし，疼痛受容経路の活性化を促す[9]．NOP（＝アイペイン）の

特徴的な自覚症状としては，既報では①灼熱感，②風への過敏性，③温度変化への過敏性，④光への過敏性の 4 項目が挙げられている[12]．

アイペインの診断

現在アイペインに対する標準的な診断指針は確立しておらず，表 1 に示す特徴がアイペインに該当すると考えられている[13]．また，一般的に感染症等の急性疾患ではなく，3 か月以上持続する慢性疼痛を考慮する[14]．アイペインと関連するのはドライアイ，手術後やヘルペス性角膜炎，感染性角膜炎，再発性角膜上皮びらん，放射線角膜炎，眼外傷等，眼に関するもの以外に，全身疾患として糖尿病や線維筋痛症，さらには不安やうつ，PTSD 等の精神疾患も報告されている（表 2）[15]．

アイペインの問診

問診項目を表 3 に示す．眼科既往歴，治療歴，

表 3. アイペイン外来の問診内容

ドライアイ自覚症状
眼の乾燥感
眼の違和感
ドライアイのリスク要因
Visual Diplay Terminal の使用時間
コンタクトレンズ装用歴
喫煙歴
眼科治療継続期間
眼科治療歴
1）人工涙液（ソフトサンティア®）
2）ジクアホソルナトリウム液（ジクアス®）
3）精製ヒアルロン酸ナトリウム液（ヒアレイン®）
4）ヒアレイン® ミニ
5）レバミピド混濁点眼液（ムコスタ®）
6）涙点プラグ
7）涙点閉鎖術
DEQS
SF-MPQ
神経因性疼痛に特徴的な症状
1）あなたの眼に灼熱感がありますか？
2）あなたの眼は風に敏感ですか？
3）あなたの眼は光に敏感ですか？
4）あなたの眼は温度変化に敏感ですか？
眼以外の症状
1）頭痛
2）首，肩のこりや痛み
3）腕，手，指の疲れや痛み
4）背中の痛みや疲れ
5）腰の痛みや疲れ
6）足の痛みや疲れ

*DEQS：Dry Eye related Quality of life Score, SF-MPQ：Short-Form McGill Pain Question-naire

（文献 16 より）

治療状況等に加えて，全身疾患の既往歴や内服歴を聴取する．さらに自覚的な疼痛スコアとして，ドライアイ QOL 問診票「Dry Eye related Quality of life Score：DEQS」や痛みの評価尺度・日本語版「Short-Form McGill Pain Questionnaire：SF-MPQ」も併用しながら自覚疼痛の評価を行っている[16]．

アイペインの局所分類と診療の流れ

アイペインの治療戦略を考えるうえで，点眼麻酔薬を使用した局在分類が有用である[15]．

当科では，オキシブプロカイン塩酸塩（ベノキシール®）の点眼前後に，visual analog scale（VAS）による自覚的疼痛評価を行っている（図 2）．点眼麻酔によって疼痛がなくなった症例を末梢性疼

痛，改善なしもしくは悪化した症例を中枢性疼痛，完全には改善しないがある程度改善が認められる症例を末梢・中枢混合性疼痛と考えられている．しかし，どの程度の改善で分類するか現時点で明確な見解はない．

アイペイン患者の診療・治療の流れの参考を図 3 に挙げる．ドライアイが併存していることが多々あり，涙液の評価は重要である．

アイペインの治療

アイペインの局在を判定した後の治療戦略を図 4 に示す．

1．末梢性疼痛

ドライアイに準じて涙液動態の改善を目的とした治療を検討する[17]．

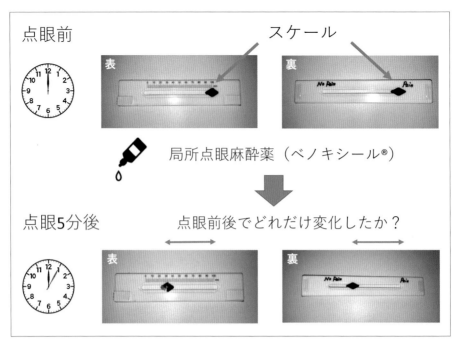

図 2. ベノキシール® 点眼テスト

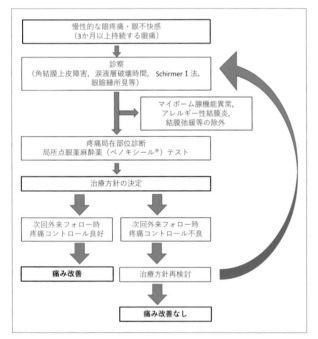

図 3. アイペイン治療のフローチャート

2. 混合性疼痛・中枢性疼痛

より中枢神経障害の要素が強く関与していると考えられ、内服薬や補助療法を選択する。内服薬に関しては、神経障害性疼痛の治療方針に従って適応や用量を記載した（表4）[18]。

a）鍼

神経障害性眼疼痛に対する補助療法として疼痛軽減に効果を示す[15]。内因性オピオイド作用と神経因性ペプチドの発現促進が報告されている[19]。

b）神経ブロック注射

遷延するアイペインや羞明がある症例に対して、三叉神経節ブロックを施行したところ自覚症状に改善がみられたという症例報告がある[20]。また、星状神経節ブロックは臨床的に頭頸部や上肢等の痛みの緩和目的に多く用いられており、鎮痛薬では疼痛が十分に減少しない遷延性の術後アイペインに対して有効であると報告されている[21]。

治療ごとの疼痛コントロール

3か月以上持続するアイペインがあり、当科アイペイン外来を受診した89名（平均年齢59.7±17.6歳：女性65名）を対象に、点眼のみでは疼痛コントロールが不良であったため、それ以外の追加の治療として、①涙点プラグ、②0.01％アトロピン点眼液、③0.05％オキシブプロカイン点眼液（ラクリミン®）、④プレガバリン（リリカ®）、⑤デュロキセチン塩酸塩（サインバルタ®）、⑥鍼、⑦神経ブロック注射が選択された者のその後の痛み改善を評価した。治療は複数行われている場合も

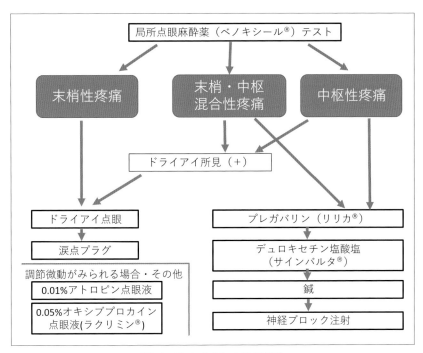

図 4. アイペインの治療戦略
（文献 15 を参考に一部追記）

表 4. 我が国における神経障害性疼痛の主な治療薬と推奨度

種　類	薬　剤	神経障害性疼痛に対するエビデンス・推奨度(日本ペインクリニック学会)	慢性疼痛治療ガイドライン推奨度	本邦における神経障害性疼痛としての適応	剤　型	具体的使用法	副作用
Ca チャネル α2 δ リガンド	プレガバリン	1A	1A	神経障害性疼痛全般	経口剤	初期量として 150 mg 分 2/日(臨床では年齢その他を考慮する. 25 mg 製剤あり)1 週間以上かけて 1 日用量として 300 mg まで漸増する. 最大量 600 mg	傾眠, 浮動性めまい, 浮腫, 体重増加
	ガバペンチン	1A	1A	適応外使用として保険審査上可能	経口剤	初期量 100～300 mg/日 最大量 2400 mg/日 1～3 回／日 1～7 日毎に 100～300 mg 増量 腎機能に応じた用量調節	傾眠, 浮動性めまい, 頭痛
セロトニン・ノルアドレナリン再取り込み阻害薬(SNRI)	デュロキセチン	1A	1A	糖尿病性神経障害	経口剤	初期量 20 mg/日 最大量 60 mg/日 1 回／日 朝食後 7 日以上あけて 20 mg ずつ増量	傾眠, 頭痛, めまい, 悪心, 食欲減退(トラマドール製剤との併用に注意：セロトニン症候群)
オピオイド鎮痛薬	トラマドール	1A	1B	慢性疼痛	経口剤(注射剤)	初期量 25～100 mg/日 最大量 400 mg/日 1～4 回／日	傾眠, 悪心・嘔吐, 便秘, 痙攣(高用量), セロトニン症候群
抗てんかん薬	カルバマゼピン	2C	三叉神経痛：1A ほかの神経障害性疼痛：2C	「多発性硬化症に伴う異常感覚・疼痛」,「頭部神経痛」,「頸部神経痛」に対して処方した場合, 適応外使用を保険審査上認める.	経口剤	初期量 200～400 mg/日 最大量 800 mg/日 1～4 回／日	めまい, 再生不良性貧血, 顆粒球減少, 発疹, TEN, Sjs

エビデンスレベルは強い順に A(強), B(中), C(弱), D(とても弱い), 推奨度は高い順に 1(強く推奨), 2(弱く推奨・提案)
（文献 18 の表より一部抜粋）

あるが，各種治療ごとに疼痛コントロールが良好か不良かを判定し，後ろ向きに検討した．89名のうちコントロールが良好となった群は44名（女性34名），コントロールが不良であった群は45名（女性31名）であった．上記の治療を複数行われた者も含まれるが，各種治療の総計はコントロール良好群：1.7±0.6，不良群：2.2±1.4，（p<0.03）と有意な差を認めた．各治療による疼痛コントロール良好の者の割合は，涙点プラグ挿入では50％（痛みコントロール良好群20名 vs 不良群20名），0.01％アトロピン点眼25％（2名 vs 6名），0.05％オキシブプロカイン点眼44％（4名 vs 5名），プレガバリン15％（3名 vs 17名），デュロキセチン0％（0名 vs 7名），鍼0％（0名 vs 7名），神経ブロック注射0％（0名 vs 1名）であった（2020年角膜カンファランスにて発表）．

最後に

アイペイン患者は病歴が複雑であることからしばしば治療に難渋するうえ，現時点では画一的な治療方針は定まっていない．点眼麻酔薬を用いた疼痛局在の判定は，治療方針決定の一助となりうる．混合性疼痛，中枢性疼痛が疑われる症例では，他の部位の神経因性疼痛に準じて内服治療等が選択されるものの，痛みのコントロールがついているとはいいがたい．また，アイペインは全身痛との関連も報告されている[22]．眼科内だけで対応するのが困難な場合も予想され，他科や他施設との連携も検討すべきと考えられる．

文　献

1) IASP Terminology. http://www.iasp-pain.org/Education/Content.aspx?ItemNumber=1698. (Accessed Febrary 2020).

2) 清澤源弘，小町祐子：主訴からみた診断の進め方 眼痛．眼科，**60**(10)：1041-1045，2018.

3) 関口美穂，紺野慎一：脊椎疾患に伴う神経障害性疼痛に対する治療選択を踏まえた評価．J Musculoskelet Pain Res，**11**(2)：108-113，2019.

4) Yamashita T, Takahashi K, Yonenobu K, et al：Prevalence of neuropathic pain in cases with chronic pain related to spinal disorders. J Orthop Sci, **19**(1)：15-21, 2014.

5) 山下敏彦：運動器慢性痛　メカニズムと臨床的アプローチ．Pain Res，**30**(4)：199-207，2015.

6) Craig JP, Nichols KK, Akpek EK, et al：TFOS DEWS II Definition and Classification Report. Ocul Surf, **15**(3)：276-283, 2017.

7) 益岡尚由，石橋隆治：ドライアイにおける眼痛ならびに眼不快感の発生メカニズム．あたらしい眼科，**36**(6)：719-724，2019.

8) Belmonte C, Acosta MC, Merayo-Lloves J, et al：What Causes Eye Pain? Curr Ophthalmol Rep, **3**(2)：111-121, 2015.

9) Rosenthal P, Borsook D：Ocular neuropathic pain. Br J Ophthalmol, **100**(1)：128-134, 2016.

10) Galor A, Moein HR, Lee C, et al：Neuropathic pain and dry eye. Ocul Surf, **16**(1)：31-44, 2018.

11) Goyal S, Hamrah P：Understanding Neuropathic Corneal Pain—Gaps and Current Therapeutic Approaches. Semin Ophthalmol, **31**(1-2)：59-70, 2016.

12) Galor A, Zlotcavitch L, Walter SD, et al：Dry eye symptom severity and persistence are associated with symptoms of neuropathic pain. Br J Ophthalmol, **99**(5)：665-668, 2015.
Summary　アイペインの特徴的な症状とドライアイとの類似点について示した文献．

13) Galor A：Painful Dry Eye Symptoms：A Nerve Problem or a Tear Problem? Ophthalmol, **126**(5)：648-651, 2019.

14) Yamanishi R, Uchino M, Kawashima M, et al：Analysis of the association between the severity of ocular and systemic pain. Ocul Surf, **17**(3)：434-439, 2019.

15) Dieckmann G, Goyal S, Hamrah P：Neuropathic Corneal Pain：Approaches for Management. Ophthalmol, **124**(11s)：S34-S47, 2017.
Summary　アイペインの治療に関する総説．

16) 山西竜太郎，川島素子：慶應義塾大学病院眼科アイペイン外来受診者のプロファイル．あたらしい眼科，**36**(6)：707-712，2019.

17) 山西竜太郎，内野美樹：末梢痛？中枢痛？その分類と治療戦略．あたらしい眼科，**36**(6)：739-746，2019.

18) 井関雅子，濱岡早枝子，千葉聡子：神経障害性疼痛とは　神経障害性疼痛の治療方針．Clin Neuro-

sci, **37**(11)：1298-1302, 2019.

19）Kaptchuk TJ：Acupuncture：theory, efficacy, and practice. Ann Intern Med, **136**(5)：374-383, 2002.

20）Duerr ER, Chang A, Venkateswaran N, et al：Resolution of pain with periocular injections in a patient with a 7-year history of chronic ocular pain. Am J Ophthalmol Case Rep, **14**：35-38, 2019.

21）松浦正司，松浦雅子，安藤文隆ほか：遷延性術後眼痛に対する星状神経節ブロックの効果．日眼会誌，**107**(10)：607-612，2003.

22）Crane AM, Levitt RC, Felix ER, et al：Patients with more severe symptoms of neuropathic ocular pain report more frequent and severe chronic overlapping pain conditions and psychiatric disease. Br J Ophthalmol, **101**(2)：227-231, 2017.

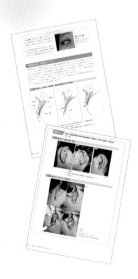
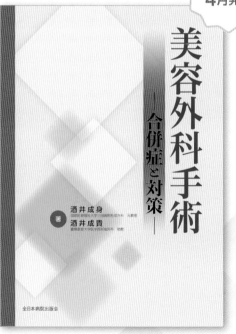

特集／眼科不定愁訴と疾患症候のギャップを埋める

老視とその矯正（多焦点眼内レンズまたは多焦点コンタクトレンズ）

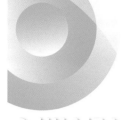

川守田拓志*

Key Words： 老視（presbyopia）, 調節（accommodation）, 水晶体（crystalline lens）, 加齢（aging）, 多焦点コンタクトレンズ（multifocal contact lenses）, 多焦点眼内レンズ（multifocal intraocular lenses）

Abstract：老視は加齢により眼の調節力が低下し，近方視が困難になった状態である．その矯正は多くの方法が存在するが，不定愁訴につながっている可能性がある．遠近 CL では累進屈折型と二重焦点型，多焦点 IOL では屈折型か回折型等があるが，いずれも原理上遠用光学部と近用光学部に光を分けているため，遠方か近方のどちらかを見ているときには，もう一方の光学部を通過する光線がバイアスになり，コントラストを若干低下させる．さらには，涙液や乱視，球面収差，瞳孔偏心等，眼球光学系の結像性を低下させる因子の影響も加わり，不定愁訴の原因になりうる．しかし，各社素材や光学部の改良を行い，性能を上げて対策をしている．たとえば，レンズの涙液保持，トーリック化，非球面化，瞳孔偏心や瞳孔加齢変化対応のレンズ等があり，各々の強みを活かし，コントラストを高めている．今後も不定愁訴低減への課題を明らかにし，減らす仕組みを作ることが重要である．

考えうる訴えについて

　老視（presbyopia）は，加齢により眼の調節力（accommodation）が低下し[1]，近方視が困難になった状態である[2]．症状としては，書籍やパソコンの字が「ぼやける」，「読めない」等が挙げられる．「老」という字のごとく調節系の加齢性変化であり，40 歳前後から自覚されることが多い．主因は，水晶体の弾性低下により起こる[3][4]．また，「字がぼやける」，「読めない」だけでなく，「見えるようになるまでに時間がかかる」，「近くを見ていて遠くを見たときにしばらくぼやけが続く」等，時間を含む症状もある．また，「一過性にかすむ感じ」，「眼が疲れる」，さらには老視矯正後に「なんとなく違和感がある」，「油のなかにいるような感

じ」，といった不定愁訴につながっている可能性がある．本稿では，老視とその矯正，特に多焦点コンタクトレンズ（multifocal contact lenses：CL）と多焦点眼内レンズ（multifocal intraocular lenses：IOL）に的を絞り，対象となる患者層から適応，非適応まで述べる．

対象となる患者層

　老視矯正の対象者は，近方視が困難になった状態にあるものであり，40 歳前後から高齢者まで非常に幅広い世代ということになる．仮に日本の人口分布から 40 歳以上を数えれば約 6 割の人口が対象になる可能性があり[5]，アトピー白内障や外傷等，何らかの疾患により白内障手術が施行され 40 歳未満も含めばさらに増加する．さらに，少し近方の見えにくさが気になっているが我慢しているという例も多いと考えられるため，潜在患者数も多いと予想される．そして，老視矯正対象者およ

* Takushi KAWAMORITA, 〒252-0373　相模原市南区北里 1-15-1　北里大学医療衛生学部視覚機能療法学，准教授

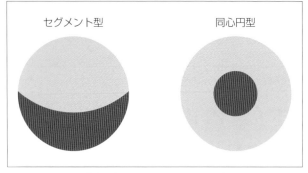

図 1. 老視矯正用コンタクトレンズの形状

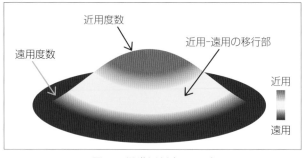

図 2. 累進屈折力レンズ

び実際矯正された患者は，その数と矯正法のバリエーションの多さから不定愁訴の背景になっている可能性は十分考えられる.

老視の矯正原理と不定愁訴への可能性

1. 遠近 CL の矯正原理と不定愁訴

　白内障手術の必要性がないもので，老視矯正の選択肢といえば，主に眼鏡か遠近CL, モノビジョン等である. 光学的な CL の利点としては，眼鏡と比べて網膜像倍率の変化が小さい，遠視の場合，調節要求量が少ない，視野制限が少ない，合わなければ色々試せるという可変性である[6]. そして，遠近 CL もこの利点を引き継いでいる. 遠近 CL は，多くのバリエーションがあり，設計がメーカーによって大きく異なる[7]. そのデザインは，大別するとセグメント型と同心円型であり，セグメント型は，現在はほとんどみられないが，特にハード CL でみられるタイプで，下方視すると視線が下方の近用光学部領域を通るので近用が見やすくなり，交代視型ともいわれる(図1). 同心円型は，近用光学部と遠用光学部が分かれていて，単純に分かれている二重焦点レンズとなだらかに度数が変化する累進屈折力レンズがある. ソフト遠近 CL では，この二重焦点レンズ，累進屈折力レンズに分かれる. いずれも同心円型で，かつ同時視型である. この同時視型のデザインは，中央が近用で周辺が遠用のタイプと，中央が遠用で周辺が近用のタイプがある. どちらのデザインが優れるかは，装用者の生活環境(特に明るさと視距離)と各社の光学設計に異存するため，結論は出ていない. 一般には瞳孔径内で遠方の光学部

の面積が広ければ，遠方重視型設計，同程度であれば遠近バランス型設計，近用の光学部の面積が広ければ近用重視型設計になる. また累進屈折力レンズは，度数分布がなだらかなことから中間距離の結像性も高めている(図2).

　これら遠近 CL が見える原理としては，遠方と近方 2 つの像が同時に網膜に結像させる同時視覚がある. しかし，視軸上にある遠近 2 つの物体が同時に網膜に結像するという状況は，最近の車載ヘッドアップディスプレイ(head up display：HUD)や複合現実(mixed reality：MR)デバイス程度で現実的には多い状況ではない. 実際に起こりやすいのは，遠近を切り替えて見る行為で，近方視時に近用光学部を通る光線と遠用光学部を通る光線が同時に網膜上に像を作る場合である. この場合，遠用光学部を通る光線は，網膜上ではぼけ像としてバイアスになることから若干網膜像のコントラストを低下させる. そして，この状態では，コントラストが高い近用光学部の像とコントラストが低いぼけた遠用光学部の像が映っているが，コントラストの高いほうが知覚されることになる(図3).

　上述のような光学デザインであることから若干コントラストの低下は避けられず，そのことが症例によっては，視力は良いが「なんとなく見えにくい」といった感覚を引き起こすことがある. しかしながら現時点において，そのコントラストがどの程度低下すれば主観的に「見えにくい」，「違和感がある」，「疲れる」等，不定愁訴に結びつくのか明らかになっていない.

　しかし，最近では，多くの企業が光学的に優れ

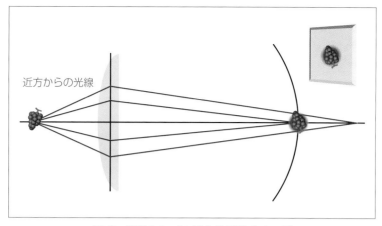

図 3. 遠近レンズの見える原理イメージ

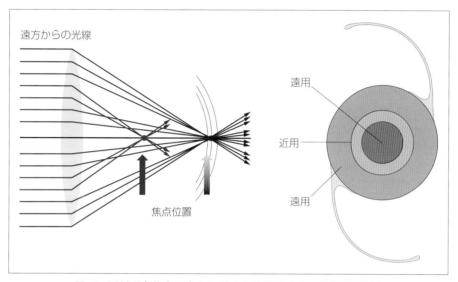

図 4. 屈折型多焦点眼内レンズの光線通過イメージ（同心円型）

たCLやIOLを開発し，改良を進めている．レンズの光学的な特徴を把握し，その特徴に合わせて適応と不適応を考えることで，不定愁訴を軽減あるいは回避できる可能性がある．

2．多焦点IOLの矯正原理と不定愁訴

多焦点眼内レンズは，大別して，屈折型と回折型がある．屈折型は，遠用と近用光学部の繰り返し構造か（図4），上下で度数が異なる分節型構造となっており（図5），焦点距離（厳密には光軸との交点）を複数持つ．回折型は，レンズ表面が回折構造となっており，遠方視に相当する0次光と近方視に相当する1次光に分けられることにより遠近見える．最近登場したTECNIS Symfony®（AMO社/Johnson & Johnson社）は，この回折技術を応用し，焦点深度を拡張している．これらレンズの利点は，広い明視域を作り出し，近方や中間距離での結像性を高めていることである．

また，屈折型，回折型の両機構ともに多焦点CL同様，近方視時に遠用の光線が網膜上にぼけ像を作り，若干コントラストを低下させる．その他の欠点として，屈折型は，瞳孔の影響を受けやすく，回折型は，－1次光や2次光等，0次光，1次光以外の光線ができてしまう回折による光のロスにより若干MTF（modulation transfer function）が低下しやすくなる．また，このような機構を持つことで，油のなかに入ったような見え方をする等，waxy visionが報告されている．Shimizuらによると，このwaxy visionは，回折型多焦点IOLが挿入

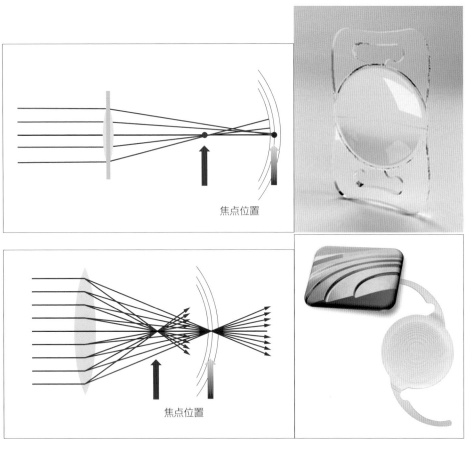

焦点位置

焦点位置

図 5.
屈折型多焦点眼内レンズ
の光線通過イメージ（分節型）

された60眼のうち，約13%と報告された(Shimizu et al：ESCRS，2010)．この機序は，諸説あるが解明されていない．あくまで私見ではあるが，視覚系には狭い帯域の空間周波数に応答する空間周波数チャネルが複数あり，時間に鋭敏なチャネルと鈍感なチャネルが存在すること，低コントラストでは処理時間が遅くなること等，空間周波数とコントラストが情報処理過程に影響を与えているものと推察される[8]．

適応と非適応について

多焦点CLや多焦点IOLといっても光学設計がレンズによって大きく異なることからまとめることが難しいが，光学的な観点からの適応については，多焦点レンズのデメリットである若干のコントラスト低下やグレア・ハロー，waxy vision発生の可能性等を同意したうえで，遠・中・近距離をある程度の視力，コントラストで見たい方，眼鏡使用の頻度を下げたい方である．また，非適応

については，高いコントラストでものを見たい方，視機能への要求度がとても高い方である．ただし，これらはレンズ設計の発展とともに変化していく可能性が高く，レンズごとの特徴を把握することが求められる．

次に非適応を考えると，どのような機構でも現在のところ多焦点レンズ以外にコントラスト低下のある症例は避けたほうが良いと考えられる．例えば，ドライアイ等を含め角膜高次収差の大きな症例，回折効果が発生する眼瞼下垂症例も向いていない(図6)．また視覚系のコントラストは，眼球光学系のコントラスト伝達特性と網膜・神経系のコントラスト伝達特性の積なので，網膜・視神経疾患等で後者が低下していると視覚系全体のコントラストが下がってしまうため避けたほうが無難と思われる．また，角膜乱視については，もともと多焦点レンズはコントラストが若干低下するので，さらに結像性を低下させる角膜乱視は，矯正することが望ましい(図7)．

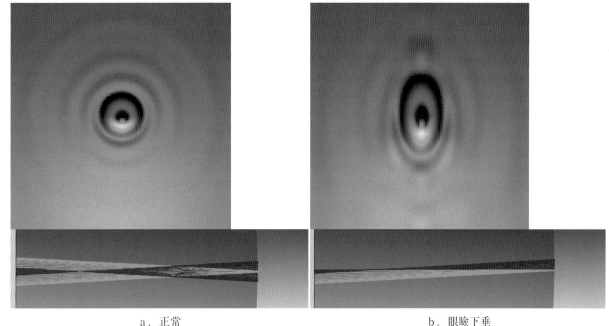

a．正常　　　　　　　　　　　　　　　　b．眼瞼下垂

図 6．眼瞼下垂の状態と網膜上の点像強度分布（PSF）の関係
模擬的な回折型多焦点眼内レンズにおける眼球光学シミュレーション（ZEMAX）．瞳孔径 3.0 mm.
眼瞼下垂は，瞳孔中心まで眼瞼下垂させて計算．縦方向に PSF が広がっている．

　また，下記のように光学設計の進歩により適用が拡大していくと思われ，その一例を紹介する．

1．多焦点 CL における適応の拡大

　CL と結像性に関しては，SCL 装用は，非装用に比べて収差が増加し，装用時間とともにわずかに増加する．CL の前面は，涙液の不整化が起こりやすく，CL の動きと centration が結像性に影響を与えると報告されている．つまり，CL の結像性は変化しやすいといえる．これらを考えると，CL 設計は，涙液における対応，ずれにおける対応，結像性を高める対応が重要と考えられる．

　まず涙液対応の代表においては，保湿成分ポリビニルピロリドンを用いたワンデーアキュビュー®モイスト®マルチフォーカル（Johnson & Johnson 社）や涙液をレンズ前面に閉じ込める Aquaform® Technology/Phosphorylcholine® Technology（CooperVision 社）等，各社素材改良により涙液の保持性を高め，経時的な涙液蒸散による結像性の低下を防いでいる．涙液の変化は，空気と接触している面であり，屈折率差が大きなことからも結像性への寄与は大きい．レンズのずれ対応においては，CL の上方の厚みがやや薄い

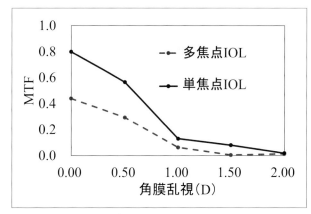

図 7．角膜乱視と MTF の関係
模擬的な回折型多焦点眼内レンズと非球面単焦点眼内レンズを用いた眼球光学シミュレーション（ZEMAX）．空間周波数は 50 c/mm．瞳孔径 3.0 mm.

上下非対称のダブルスラブオフと左右は厚みがほぼ均一の hybrid toric design（Menicon 社），バラスト部分の水平方向の厚みを一定にして眼瞼からの圧力が均一になるように設計された Optimized Toric Lens Geometry™（CooperVision 社）のように設計上レンズがずれにくい対応がある．また，2 week Menicon Premio 遠近両用（メニコン社）の成熟老視用では近見視時に瞳孔が鼻側に偏心する

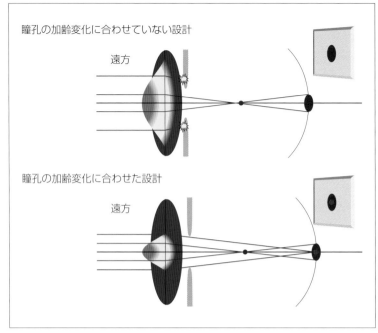

図 8. ワンデーアキュビュー®モイスト®マルチフォーカル
(Johnson & Johnson 社)における光線イメージ

ことを見越した瞳孔偏心設計を採用している．また，結像性を高める対応については，Digital Zone Optics™ lens design(CooperVision 社)のような非球面性を高めたり，加齢により瞳孔が小さくなることで，多焦点レンズの近方視機能が低下しないよう最適化設計を行っているワンデーアキュビュー®モイスト®マルチフォーカル(Johnson & Johnson 社)等がある(図 8).

2．多焦点 IOL における適応の拡大

一度 IOL を埋植すると，再手術はハードルが上がることから説明も含めてより慎重になる必要がある．レンズによって遠用，中間，近用どの結像性が重視された設計となっているのか，患者の見たいものからレンズ種類と addition を考えることが重要である．例えば，PanOptix®(Alcon 社)は，他のレンズに比べて中間距離の見え方が高まる設計となっており，TECNIS Symfony®(AMO 社/Johnson & Johnson 社)は，見たい箇所の明視域を広げる設計となっている．また，手術にかかる費用も患者がレンズを選ぶうえで大切な要素の 1 つと思われ，保険適用の多焦点眼内レンズである Lentis Comfort®(参天製薬)等も，新しい軸を作ったととれる．また，逆にこれら結像性が高くない

箇所においてはコントラストが低下しており，その位置で見ることが不定愁訴につながる可能性がある．患者自身が見えない距離をしっかりと認知し，距離をコントロールすることで結像性を確保することが重要である．

現在のところ，IOL の選定は，患者の希望等から医療機関各々の基準で行われていると思われる．将来的には，患者が実生活において見ている距離がどこか，グレアやハロー，スターバーストがどの程度許容できるかを知る仕組みが必要である．また多焦点 CL 同様，乱視矯正もあることが望ましい．レンズ光学性能の向上，患者の生活パターンとニーズ，矯正法の利点と限界等，ひとつひとつの対応で不定愁訴の発生確率を減らすことが可能かもしれない．

3．不定愁訴低減への課題

多焦点レンズの不定愁訴には，中枢系の blur adaptation 等収差に対する順応の強さも影響していると考えられる[9]．既報では多焦点 IOL においてレンズ挿入直後と比べ，6 か月程度で視機能が改善したとされる[9]．また，現在眼球光学系のコントラスト伝達特性が多く計測されているが，干渉光等から網膜・中枢系のコントラスト伝達特性

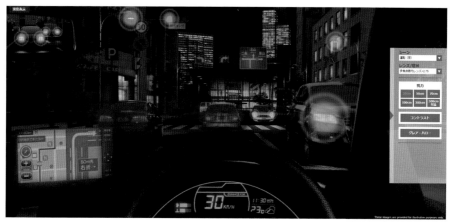

図 9. i Vision Simulator（AMO 社，Johnson & Johnson 社）による
患者の見え方イメージ再現

（http://www.ivisionsimulator.org/）

が評価された事例もある[10]．現在，研究での仕様
であったり，販売中止だったりと，臨床で使用し
やすい機器について筆者が調べる限り存在しない
が，将来的にはこのような課題にも取り組んでい
く必要がある．また，i Vision Simulator（AMO 社，
Johnson & Johnson 社）に見られるように（図9），
患者自身が自分のquality of visionを学ぶ仕組み，
レンズを選ぶ仕組みを作ることも重要と思われる．

文　献

1) Duane A：Anomalies of the Accommodation Clinically Considered. Trans Am Ophthalmol Soc, **14**：386-402, 1915.
2) 所　敬：屈折異常とその矯正．第6版，金原出版，2014.
   Summary　屈折異常と屈折矯正が基礎から応用，歴史まで学べる書．定期的に改訂版がでるので最新知識も確認できる．
3) Helmholtz HV：Hanbuch der Physiologischen Optik. 3rd, Nabu Press, South Calolina, 1, 1909.
4) Hermans EA, Dubbelman M, van der Heijde GL, et al：Change in the accommodative force on the lens of the human eye with age. Vision Res, **48**：119-126, 2008.
5) 総務省統計局：人口推計．2018.
6) 川守田拓志，魚里　博：屈折矯正―保存療法と手術療法の違い―（光学的観点から）．MB OCULI, **21**：11-17，2014.
7) 梶田雅義：老視矯正―眼鏡・コンタクトレンズ―．MB OCULI, **21**：51-58，2014.
   Summary　遠近 CL のデザインがわかりやすくまとめられており，検査の実践までわかりやすく確認できる．
8) 日本視覚学会：視覚情報処理ハンドブック（新装版）．朝倉書店，2000.
   Summary　視覚に関する知識が幅広く記載されている．視覚についてより深く調べたくなったときに開く書である．
9) Montes-Mico R, Alio JL：Distance and near contrast sensitivity function after multifocal intraocular lens implantation. J Cataract Refract Surg, **29**：703-711, 2003.
10) Atchison DA, Smith G：Optics of the human eye. Edinburgh, UK：Butterworth-Heinemann, 213-220, 2002.

MB OCULI. No. 89：48−53, 2020

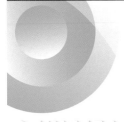

特集／眼科不定愁訴と疾患症候のギャップを埋める

眼瞼けいれん

山上明子*

OCULISTA

Key Words：局所ジストニア(focal dystonia)，瞬目異常(blinking disorder)，ドライアイ(dry eye)，羞明(photophobia)，眼痛(ocular pain)

Abstract：眼瞼けいれんとは眼瞼の局所ジストニアであるが，瞬目の制御異常を考えると理解しやすい．ジストニアによる症状で受診する患者は少なく，ドライアイ症状や羞明・眼痛等の感覚異常，強い眼精疲労，眼瞼下垂と訴えて受診する．ドライアイ治療を行って角膜所見が軽快しても，自覚症状が改善しない症例や眼所見では説明できない強い眼精疲労や羞明・眼痛を訴える症例，眼瞼下垂を訴えるが眉間に深い縦皺，鼻根部の横皺がとってまぶしそうな表情をしている症例では眼瞼けいれんを疑って瞬目負荷テストを施行して診断していく．治療は，眼瞼けいれんを誘発する可能性がある薬剤や環境要因の除去，ボツリヌス治療，クラッチ眼鏡や遮光眼鏡を主体に治療を行い，補助的に内服薬や外科的治療を追加する．治療はいずれも対症療法であり根治治療はないため，限界があることが多いが，ボツリヌス治療を主体にさまざまな治療を組み合わせて症例に応じた治療を行っていく．

眼瞼けいれんとは

眼瞼けいれんはまばたき（瞬目）が快適にできなくなる病気であり，まぶたが痙攣する病気ではない．眼瞼が痙攣する疾患は片側顔面けいれんか眼瞼ミオキミアであり，眼瞼の痙攣を主訴に受診する患者はほとんどいない．

眼瞼けいれんの定義は眼瞼周囲の筋，主として眼輪筋の間欠性あるいは持続性の過度の収縮により不随意的な閉瞼が生じる疾患で，局所のジストニア（身体のいくつかの筋肉が不随意に持続収縮し，捻じれやゆがみが生じるもの）とされる[1]が，その病態は"瞬目の制御異常"と考えると理解しやすい．

瞬目の回数が増加や閉瞼力が異常に強くなる，開瞼のタイミングが遅れる等，瞬目のコントロールが悪くなるためにいつも目のことが気になり，集中しても何かを見る気力さえもそがれ，また眼の違和感や強い羞明を伴う厄介な状態である．重症例では自力で開瞼が不能になり手で瞼をあけなければ開瞼できない場合もある．また，瞬目の機能不全のため角膜涙液維持が異常をきたしドライアイを合併することが多く，BUT(Breakup time)短縮が報告されているほか，強い羞明や眼所見に一致しない眼部の違和感（しょぼしょぼ，ごろごろ，痛い），風がしみる等の中枢性と考えられる知覚過敏様の感覚異常が持続し，その結果，抑うつ感など精神症状を合併することも多い[2]~[5]．

眼瞼けいれんの原因病巣は，大脳基底核や視床を介した基底核-視床-大脳皮質ループを介したGABA(γ-aminobutyric acid)抑制系の異常やドーパミン系の異常と考えられている[6][7]．眼瞼けいれんの大半は40歳以降で，男女比は1：2～2.5で女性に多くみられるが，薬物（抗不安薬や睡眠

* Akiko YAMAGAMI，〒101-0062　東京都千代田区神田駿河台 4-3　井上眼科病院

表 1. 自覚症状

・瞬目が多い
・まぶしい(外に出ると／または屋内でもまぶしい)
・眼が乾く，ごろごろする，うっとうしい，眼をつぶっていたほうが楽
・片眼つぶりになってしまう
・瞼が垂れる
・手指をつかわないと開瞼できないことがある
・人ごみや人，ものにぶつかる
・電柱や立木等にぶつかったことがある
・危険を感じるので車や自転車の運転ができなくなった

(文献 8 より引用)

導入薬等の向精神薬)の内服歴や化学物質等，曝露歴が要因となることもある．特に，40 歳未満の症例では薬物性が多くみられる．問診の際は既往歴のほか，薬物内服歴や環境要因，職業等を含めた問診を追加しておく必要がある．

眼瞼けいれんの症状

眼瞼けいれん患者の自覚症状を表 1 に示す[8]．眼瞼けいれんは眼周囲の局所ジストニアであるが，ジストニアのような訴えで受診する患者はむしろ少なく，羞明や眼痛等の感覚過敏や強い眼精疲労，眼瞼下垂と訴えて受診する場合が多い．

ドライアイと自覚症状がオーバーラップしており，またドライアイを高率に合併しているが，しばしばドライアイの診断はされていても合併する眼瞼けいれんの存在が見逃されていることが多い．

眼瞼けいれんを積極的に疑う必要のある眼科不定愁訴の症例

1．角膜所見が軽度なのにドライアイの自覚症状を強く訴える症例やドライアイ治療を行っても自覚症状が軽快しない症例

眼瞼けいれんの症例はドライアイを高頻度に合併していることが報告されており[8)9)]，2006 年の診断基準では眼瞼けいれんの 25%がドライアイ確定，39%がドライアイ疑いとの診断になると報告されている[10]．しかし，ドライアイ症例にどの程度眼瞼けいれんが合併しているかの調査はない．2016 年にドライアイの診断基準が改訂されたが，眼瞼けいれん症例では BUT 短縮型のドライアイが多く，ドライアイとほぼ同じ自覚症状は有しているので，現在のドライアイ診断基準(ドライアイの自覚症状があり，BUT 短縮を認める)では眼瞼けいれん症例が含まれる割合はさらに増加したと考える．よって，ドライアイ治療を行って角膜所見は改善しても自覚症状が改善しない治療抵抗性の症例では積極的に眼瞼けいれんを疑って精査すべきである．

2．強い眼精疲労を訴える症例

眼瞼けいれんは瞬目の制御異常であるため，瞬目回数の増加，開瞼維持が困難，開瞼失行(開瞼したときに下瞼が上の瞼にくっつき開瞼がわずかに遅れる)や，強い瞬目のために Bell 現象が誘発されてしまい眼球が上転してしまうため，視覚を維持するのにタイムラグが生じる等，視覚情報が快適に取得できないことによる肩こりや眼精疲労を強く自覚している症例がある．眼所見(眼位異常やドライアイ等)と一致しないような強い眼精疲労を訴える症例では眼瞼けいれんを積極的に考える必要がある．

3．強い羞明や眼痛を訴える症例

眼病変では説明できない強い羞明や，目の痛み(ごろごろ，しょぼしょぼ，目の奥の痛み，針でさされたような痛み等，眼痛の自覚症状は症例によりさまざま)を訴える症例では眼瞼けいれんを鑑別に考えて精査する必要がある．

4．眼瞼下垂を訴える症例

眼瞼けいれんでは片目つぶりをすると開瞼維持時間が延長する症例が多くみられ，片眼の眼瞼下垂を主訴に受診することがある．また眼周囲のジストニアのために瞬目回数が多く，また目の周囲の皮膚をさわる(手で瞼をあげる等)等，機械的な刺激が加わることが多いため，高率に眼瞼下垂や眼瞼皮膚弛緩を合併しているが，開瞼維持ができ

表 2. 瞬目負荷テスト

・軽瞬(眉毛部分を動かさないで歯切れの良いまばたきをゆっくりしてみる)
　0点：できた
　1点：眉毛部分が動く，強いまばたきしかできない
　2点：ゆっくりしたまばたきができず，細かく早くなってしまう
　3点：まばたきそのものができず，目をつぶってしまう
・速瞬(できるだけ早くて軽いまばたきを10秒間してみる)
　0点：できた
　1点：途中でつかえたりして30回はできないが，大体できた
　2点：リズムが乱れたり，強いまばたきが混入した
　3点：早く軽いまばたきそのものができない
・強瞬(強く目を閉じ，素早く目をあける動作を10回してみる)
　0点：できた
　1点：すばやく開けられないことが1，2回あった
　2点：開ける動作がゆっくりしかできなかった，またはできたが後でしばらく閉瞼してしまった
　3点：開けること自体が著しく困難であるか，10回連続できなかった

0点：正常　1～2点：軽症眼瞼痙攣　3～5点：中等度眼瞼痙攣　6～9点：重症眼瞼痙攣

（文献8より引用）

ないことを眼瞼下垂と表現して受診する症例もある．眉間に深い縦皺，鼻根部に横皺がみられ，まぶしそうな目を細める表情をしており，眼瞼下垂を合併している症例では眼瞼けいれんを鑑別に考えて精査する必要がある．

眼瞼けいれんをみつけよう！
―眼瞼けいれんの診断―

眼瞼けいれんかもしれないと疑ったら……

1．眼瞼けいれん特有の症状を問診

眼瞼けいれんの主訴で最も多いのは羞明であるが，眼瞼けいれんで自覚する羞明は特徴的であり，パソコンやテレビがまぶしくて見られない，室内でも蛍光灯がまぶしい，窓から差し込む光がまぶしいといった強い羞明症状があり，通常の白内障や角膜疾患でみられるような強い光で生じる羞明と異なる．その他，電柱や人にぶつかる，階段を踏み外す，歩いていると眼を閉じてしまう，眼を閉じてしまって危ないので車や自転車に乗れなくなった等といった訴えも眼瞼けいれんの特徴である．また，前眼部の違和感を訴える症例が多く，主訴からはドライアイに非常に類似している．ドライアイを合併している症例でも，眼所見と自覚症状が一致せず，ドライアイ治療に抵抗性の強い違和感を訴える症例や，眼科的に器質的異常がない，もしくは少ないのに，眼および眼周囲の違和感

や疼痛を強く訴える症例では眼瞼けいれんを疑う．

2．瞬目負荷テスト

特異的愁訴から眼瞼けいれんを疑ったら，瞬目負荷テスト(表2)[8]を行う．重症例では開瞼困難や開瞼失行の症状が容易に観察され，特徴的な顔貌(眉間に強いしわをよせてまぶしそうな顔貌をしている)からその診断は比較的容易であるが，中軽症例では通常の診察室での様子からでは眼瞼けいれんと診断することは困難である．また，診察室で問診中の顔や表情を観察しているとジストニア症状がわかることもある．症状は変動するので時間や日を変えて診察すると診断できることもある．

治療(治療の考え方)

現在行われている眼瞼けいれんの治療は対症療法であり，根本的な解決策はまだない．以下に示す治療を組み合わせて行っている．

1．眼瞼けいれんの誘因の除去

眼瞼けいれんは，三環系等の向精神薬の副作用として知られているが，その他抗不安薬・睡眠薬として多用されているベンゾジアゼピン系・チエノジアゼピン系の薬剤も眼瞼けいれんの誘発因子であり，また増悪因子である[4]．薬物との関連が疑われる場合は，他科の処方医との連絡をとりながら薬の変更，減量等を行うと，眼瞼けいれんが軽減・消失することもある[11]．

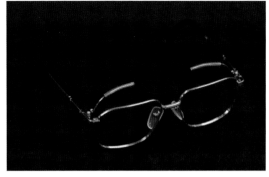

図 1. クラッチ眼鏡

睡眠薬の処方医からも副作用のない弱い薬という説明されている場合が多く，また患者は不眠を病気とは考えていないので，既往歴や薬の内服歴を問診しても睡眠薬の内服を自ずから言わない患者も多い．眼瞼けいれんの患者をみたら具体的に睡眠薬や安定剤を内服していないか薬品名を確認し，処方医にコンサルトしながら，減量中止するように指導していく．

また，職業上シンナー・ガソリン・防蟻剤等，化学物質に日常的に曝露されている場合や新築・改築等によりシックハウス・シックビルディング症候群の一つとして本症を発症する可能性も指摘されており[12]，この場合は環境整備等が有効となる．

2．ボツリヌス治療

神経筋接合部の神経伝達を遮断する作用があるA型ボツリヌス毒素を投与する治療である．眼瞼けいれんでは，眼輪筋や眼周囲に投与することで眼瞼の不随意運動を末梢性に抑制する．注射後，2～3日から効果が出現し，1～3週でピークとなるが，神経筋接合部の再開通が生じるため，効果は3～6か月で消失する．

本邦で現在承認されているボツリヌス製剤はボトックス®注であるが，投与に際しては施行講習を受ける必要がある（インターネットで受講可能）．

3．クラッチ眼鏡／遮光眼鏡

クラッチ眼鏡とは，眼鏡にクラッチというワイヤー状のものを取り付けて眼瞼の皮膚にあて，ジストニアに特有のトリック現象を利用することで開瞼維持を補助する目的で使用する（図1）．クラッチ眼鏡は眼瞼下垂用に開発されたものであるが，眼瞼を強く挙上する必要はなく（挙上しても良いが），眼瞼けいれんでは眼瞼の皮膚にあてるだけで効果が出る症例が多い．また，眼瞼けいれんの症状は1日のなかでも環境や緊張状態によって変動するので，調子の悪い時のみかけるという方法もある．投薬や注射と異なり副作用が少なく，自己調整が可能であるので導入しやすい．

そのほかトリック効果を利用する方法としては

マスクをする，帽子をおでこの部分まで深くかぶる，髪の毛を強く結ぶ，つけまつげやアイプチ，美容テープを張る等がある．

眼瞼けいれんは羞明を伴うことが多く，まぶしいと感じる短波長をカットする遮光レンズを使用した遮光眼鏡を処方し羞明の軽減目的に用いる．羞明はボトックス®でも軽減することもあるが，眼鏡は道具であり上手に日常生活に用いることで，生活が改善することもある．

4．内服薬

眼瞼けいれんに対する内服治療はあくまでの補助的にすぎない．抗けいれん薬（リボトリール®，テグレトール®，デパケン®）や抗コリン薬（アーテン®），抗不安薬（セルシン®，デパス®，レンドルミン®），選択的セロトニン取り込み阻害薬：SSRI（パキシル®，デプロメール®等）が用いられている．しかし，ベンゾジアゼピン系の抗不安薬やリボトリール®は中枢性ベンゾジアゼピン受容体に結合するため，慢性的な投与で中枢性ベンゾジアゼピン受容体の down-regulation が起こり，眼瞼けいれんの発症・増悪因子であると考えられているため治療として利用に反対意見もある[4]．

一方，抑肝散や抑肝散陳皮半夏を用いると，即効性はないが眼瞼けいれんの症状が軽減する場合があり，ボツリヌス治療に抵抗を感じている症例における眼瞼けいれんの治療として処方する．

また，抗コリン薬（アーテン®）はパーキンソン治療薬であるが，アセチルコリン受容体を遮断することで効果を発現するので，眼瞼けいれんの治療と用いられる．ボツリヌス治療の無効例や効果不良例に投与する．

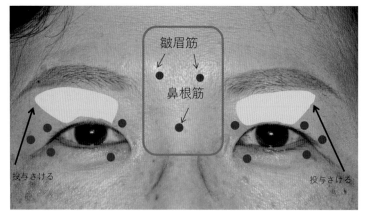

図 2. ボトックス®注投与部位

強い疼痛を併発する眼瞼けいれん患者でボツリヌス治療が痛みに無効な場合には，中枢性の疼痛抑制効果のある SSRI を併用することがある．

5．外科的治療

眼瞼けいれんの合併症としての眼瞼下垂や眼瞼皮膚弛緩に対して手術を行う．

眼瞼手術はある程度効果は期待できるものの，眼瞼けいれんの根本的治療ではないため，ボツリヌス治療の継続が必要となることが多い．

また，眼瞼けいれんに対する直接的な手術としては眼輪筋切除や眉毛固定，選択的顔面神経切断術があるが，その適応は重症例に限られる．

眼瞼下垂の手術を受けても症状が軽快しないとの訴えで受診し，眼瞼けいれんと診断される場合も少なくない．筆者はまずボツリヌス治療を行ってみてから，手術を希望する症例に外科的な治療をおすすめしている．

ボツリヌス治療の実際

1．ボツリヌス治療を始めるにあたっては次のことを説明すること

ボツリヌス治療について患者側にも適切に認識されるように最初の説明には時間をかける必要がある．

①ボツリヌス治療はあくまでも対症療法であること

②どの程度効果が出るかは注射してみないと判定できないこと

③3〜6か月程度でボツリヌスの筋弛緩作用はなくなってしまうので効果が出る場合は再投与し

ないといけないこと

④保険診療の対象であるがお金がかかること

2．ボツリヌス治療禁忌・慎重投与

1）禁　忌

・全身性の神経筋接合部の障害を持つ患者（重症筋無力症や筋萎縮性側索硬化症等）

・妊婦や妊娠の可能性のある婦人，授乳婦に対する安全性は確立されていない．また，挙児を希望する場合は男女ともボツリヌス治療後 3 か月あける必要があるとされる．

2）慎重投与

・筋弛緩作用を有する薬剤を投与中の患者，閉塞隅角緑内障のある患者もしくは狭隅角眼等のある患者は慎重投与となるので，事前に狭隅角に対する治療（レーザー虹彩切開術や白内障手術）を施行することを検討する．

3．施行の実際

①ボトックス®注を生理食塩水で溶解する．初回投与量は 1.25〜2.5 単位／部位を目安にする．

②注射時の疼痛予防目的に投与部位を注射前に氷で冷やす．または，ペンレス®テープやエムラ®クリーム等の表面麻酔薬を貼布する等，工夫すると良い．

③患者を仰臥位とし，皮膚消毒を行う．クロルヘキシジン消毒（もしくはアルコールの場合はボトックス®の失活を防ぐため十分乾かしてから）してからボトックス®注投与を行う．

④30〜32 G の針で両眼瞼周囲の眼輪筋および眉間部の皺眉筋や鼻根筋に投与する（図 2）．

上眼瞼中央部に投与すると眼瞼下垂や上転制限

表 3. ボツリヌス治療の主な副作用

| 1. 注射部位の疼痛・浮腫・皮下出血・つっぱり感等の違和感 |
| 2. 眼瞼下垂 |
| 3. 兎眼・閉瞼不全 |
| 4. 流涙 |
| 5. 複視 |

による複視を生じるため図 2 の灰色部位は投与をさける．眼球損傷をさけるため針先の方向や深さに（深くなりすぎないように）注意し，不随意な瞬目でも針先が動くことがないように工夫する．
⑤出血部位は乾いたガーゼで圧迫止血する．注射当日は注射部位をこすらないように指導する．
⑥投与後は副作用の確認のために 1〜2 週間以内に診察するのが望ましい．効果が出る時期は症例により異なるため（投与後 1 週間程度から効果を実感する症例から，少し落ち着いた 1 か月ぐらいで自覚する症例，ボツリヌス効果が切れてくるころに効果を実感する症例もある），あせらずまずはどのように効果が出てくるのか，あるいは出ないのか経過観察する
⑦効果があればまたボツリヌスの効果が切れることに再投与を検討する．再投与の際，閉瞼力が残っていて注射の効果が悪ければ投与量を増量すると効果が出る場合がある．

4. ボツリヌス治療の主な副作用（表 3）

目の周りの筋力を低下させるため，眼瞼周囲につっぱり感や表情がつくりにくい等の違和感がある．そのほか，眼瞼下垂，兎眼・閉瞼不全，流涙等があるがいずれも一過性である．通常，上記のような軽度の副作用は投与後 1〜2 週間に出現するので，ボツリヌス治療初回時は副作用の出現の有無を確認しておくと良い．

おわりに

通常の眼科検査では診断できない眼瞼けいれんであるが，不定愁訴の症例を疑ってみると診断につながることが多い．症例のバリエーションは多く，治療は対症療法であるため限界がある場合が多いが，ボツリヌス治療を主体にさまざまな治療を組み合わせて症例に応じた治療を行っていく必要がある．

文 献

1) 日本神経眼科学会眼瞼痙攣診療ガイドライン委員会：眼瞼けいれん診療ガイドライン．日眼会誌，**115**：617-628，2011．
2) 大石恵理子，若倉雅登：眼瞼けいれん患者における CES-D を用いた気分障害の評価．神経眼科，**27**：442-428，2010．
3) Defazio G, Hallett M, Jinnah HA, et al：Blepharospasm 40 years later. Mov Disord, **32**：498-509, 2017.
4) Wakakura M, Yamagami A, Iwasa M：Blepharospasm in Japan：A Clinical Observational Study From a Large Referral Hospital in Tokyo. Neuroophthalmology, **42**：275-283, 2018.
   Summary 日本における眼瞼けいれんの多数例をまとめた報告．
5) Huang XF, Wang KY, Liang ZH, et al：Clinical Analysis of Patients with Primary Blepharospasm：A Report of 100 Cases in China. Eur Neurol, **73**：337-341, 2015.
6) Perlmutter JS, Stambuk MK, Makham J, et al：Decreased [18F] spiperone binding in putamen in idiopathic focal dystonia. J Neurosci, **17**：843-850, 1997.
7) Suzuki Y, Mizoguchi S, Kiyosawa M, et al：Glucose Hypermetabolism in the Thalamus of Patients with Essential Blepharospasm. J Neurol, **254**：890-896, 2007.
8) 若倉雅登：眼瞼ジストニア（眼瞼けいれん）の概念と診断．眼科，**50**：895-901，2008．
   Summary 眼瞼けいれんの診断および治療について臨床的にわかりやすく記載．
9) 三村 治，鈴木 温，木村亜紀子：本態性眼瞼痙攣の臨床．神眼，**20**：15-21，2003．
10) 若倉雅登，井上治郎：眼瞼けいれん患者における 2006 年ドライアイ診断基準の適用．臨眼，**62**：857-860，2008．
11) Emoto Y, Emoto H, Oishi E, et al：Twelve cases of drug-induced blepharospasm improved within 2 months of psychotropic cessation. Drug Healthc Patients Saf, **3**：9-14, 2011.
12) 若倉雅登：化学物質による眼瞼痙攣発症．医学のあゆみ，**208**：774-775，2004．

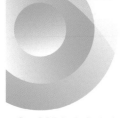

特集／眼科不定愁訴と疾患症候のギャップを埋める

結膜炎と角膜上皮障害

佐藤真理[*1]　清水映輔[*2]

Key Words： アトピー性角結膜炎(atopic keratoconjunctivitis：AKC)，流行性角結膜炎(epidemic keratoconjunctivitis：EKC)，淋菌性結膜炎(gonococcal conjunctivitis：GC)，涙小管炎(lacrimal canaliculitis)，再発性上皮びらん(recurrent corneal erosion)

Abstract： 結膜炎は日常の診療で最も頻繁に遭遇する疾患でありその疾患概念はとても広い．結膜炎では一般的に結膜充血，眼脂，搔痒感，眼瞼腫脹等の症状をきたすが，加えて異物感，眼痛，羞明といった症状があれば角膜病変も併発していることが示唆される．今回は角膜上皮障害を合併しやすい結膜炎や見逃されがちな疾患にスポットを当てる．具体的な疾患として，最も外来で遭遇する頻度の高いアレルギー性結膜疾患と治療に難渋するアトピー性角結膜炎，結膜炎改善後も角膜上皮下浸潤残存をきたすアデノウイルスによる流行性角結膜炎，激しい症状と角膜穿孔をきたす成人淋菌性結膜炎，また結膜炎として誤診されることが多い疾患として涙小管炎，繰り返す症状と治療抵抗性に悩まされる再発性上皮びらんについて言及する．

はじめに

　結膜炎は日常の診療で最も頻繁に遭遇する疾患でありその疾患概念はとても広い．急性の感染性結膜炎の約80％はウイルス性結膜炎であり，続いて細菌が原因となる．非感染性結膜炎としてはアレルギー性，機械的刺激，薬剤性，自己免疫疾患が挙げられる[1]．結膜炎では一般的に結膜充血，眼脂，搔痒感，眼瞼腫脹等の症状をきたすが，加えて異物感，眼痛，羞明といった症状があれば角膜病変も併発していることが示唆される．結膜炎の原因は多岐にわたるが，今回は角膜上皮障害を合併しやすい結膜炎や見逃されがちな疾患にスポットを当て，その症状，具体的に想定される疾患とその治療法について述べる．

アレルギー性結膜疾患

　アレルギー性結膜疾患は本邦における有病率は年々増加し15〜20％とされ，全疾患のなかでも最も多い疾患の一つである．アレルギー性結膜疾患は「Ⅰ型アレルギー反応が関与する結膜の炎症性疾患で何らかの自覚的症状を伴うもの」と定義され，①季節性アレルギー性結膜炎・通年性アレルギー性結膜炎，②アトピー性角結膜炎，③春季カタル，④巨大乳頭結膜炎に分類される[2]．

1．症　状

　最も代表的な自覚症状として搔痒感が挙げられるが，結膜乳頭が瞬目時に角膜を擦過することで，異物感，不快感等の不定愁訴の原因となることも多い．他覚的所見として結膜の充血，濾胞，乳頭，浮腫を認め，角膜輪部にHorner-Trantas斑と呼ばれる増殖した結膜上皮の変性によって起こる輪部の隆起(図1)，点状表層角膜炎，重症例ではシールド潰瘍といった角膜病変の合併も認

*1 Shinri SATO，〒160-8582　東京都新宿区信濃町35　慶應義塾大学医学部医学研究科大学院
*2 Eisuke SHIMIZU，同大学医学部眼科学教室，特任講師

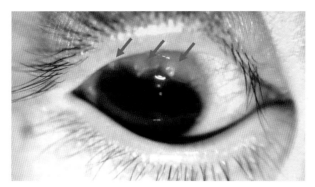

図 1. Horner-Trantas 斑

め, 疼痛, 流涙, 羞明といった症状の原因となる.

2. 治　療

　薬剤治療として, mast cell stabilizer と histamine H1 receptor阻害剤効果のある抗アレルギー薬の処方を行い, 改善が十分でない場合はステロイド点眼を追加する. しかし特にアトピー性角結膜炎や春季カタルといった重症例ではこの治療で十分な改善を得ることができない場合がある. 本邦において, 春季カタルに対して免疫抑制剤 cyclosporine(パピロック®), tacrolimus(タリムス®)点眼が保険適用となっており, その効果が確立されている. また我々はアトピー性角結膜炎に対しても tacrolimus点眼が有効であることを報告したので下記に紹介させて頂く. 点眼等の薬剤治療の他にも, 矢津らの報告ではアレルギー性結膜疾患に対しての洗眼剤の有用性が示されており, 薬剤治療に加え患者個人のセルフケアの重要性も指摘されている[3].

アトピー性角結膜炎
(atopic keratoconjunctivitis：AKC)

　AKC は顔面のアトピー性皮膚炎に伴うアレルギー性結膜炎と定義され[2], アレルギー性結膜疾患のなかで最も重い症状をきたす疾患の一つである. 重症な眼瞼炎, 巨大乳頭結膜炎, 結膜の瘢痕化, 眼瞼癒着, 点状表層角膜炎, 角膜上皮欠損, シールド潰瘍と二次的な細菌感染症をきたし失明に至ることもある(図2)[4]. AKC は成人に多く, 小児では発症率が少なく, 30~50 歳代で多いとされている[5]. 重症例は臨床的に春季カタルとの区別は曖昧であることが現状であるが, 春季カタル

は小児に多く, 年齢を重ねるごとに減少し20歳代以降ではほとんど発症しないとされている.

1. 症　状

　アトピー性皮膚炎による眼瞼, 眼周囲の皮膚の湿疹, 二次的な黄色ブドウ球菌感染に伴って起こるとされる前部眼瞼縁炎, マイボーム腺機能不全に伴う後部眼瞼縁炎, 結膜の肥厚と充血, 眼瞼結膜の乳頭過形成, 巨大乳頭を形成することもある. 重症例では結膜の瘢痕化, 眼瞼癒着をきたす. 眼瞼癒着角膜輪部に Horner-Trantas 斑と呼ばれる増殖した結膜上皮の変性によって起こる輪部の隆起を認めることがある. 角膜所見として点状表層角膜炎, 新生血管, 角膜上皮欠損, シールド潰瘍, 二次的な細菌感染やヘルペス角膜炎をきたすことがある[5)6)]. 上記によって強い痒みを呈し, 角膜病変を伴う場合, 異物感, 流涙, 疼痛, 視力低下をきたすこともある. マイボーム腺機能不全からドライアイを引き起こし不定愁訴の原因につながることもある. 季節性よりも, 慢性, 通年性の症状を示す症例が多い.

2. 治　療

　Mast cell stabilizer と histamine H1 receptor阻害剤効果のある抗アレルギー薬点眼, ステロイド点眼を基本に行うが十分な改善を認めない症例も多い. ステロイド内服が必要な場合もあり, 内科や小児科との連携をとり治療を行うことが必要となる場合もある. これらの非侵襲的治療に抵抗性を示す場合, 乳頭切除, 角膜潰瘍に対して羊膜移植といった外科的治療を必要とする症例も報告されている[7]. 我々は抗アレルギー薬, ステロイド点眼に抵抗性を示した重症 AKC に対して0.1%

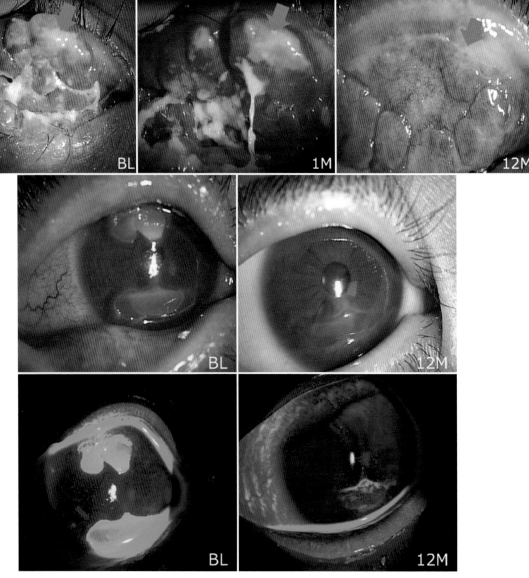

図 2. アトピー性角結膜炎 tacrolimus 点眼後 1 年の経過
（文献 8 より）

tacrolimus 点眼を 1 日 2～4 回使用した 60 眼に対し，その効果を 1 年間にわたって検証したところ，0.1% tacrolimus 点眼開始後 2 週間から 1 年後まで臨床症状の有意な改善を認めた（図 2）．眼圧上昇は 7 眼において認められたが，そのうち 5 眼はステロイド併用例であった．また 3 眼でヘルペス角膜炎を認めたが，tacrolimus，ステロイド点眼の中止と valaciclovir hydrochloride での治療により所見は容易にコントロールされた．また角膜所見に関しても，点眼開始後 2 週から Horner-Trantas 斑，角膜上皮障害（点状表層角膜炎，シールド潰瘍）の有意な改善を認めた．以上から，抗アレルギー薬やステロイド点眼に抵抗性の重症 AKC に関して，0.1% tacrolimus 点眼が有効であることが示唆された[8]．

流行性角結膜炎
(epidemic keratoconjunctivitis：EKC)

流行性角結膜炎はアデノウイルス B 群 8 型，D 群 19, 37 型による流行性結膜炎の代表であり日常診療でよく遭遇する疾患である[9]．

1．症状・診断

急性濾胞性結膜炎で，眼瞼腫脹，充血，耳前リンパ節の腫脹と圧痛を伴い，眼脂はリンパ球優位で漿液性である．重症例や小児では偽膜が形成されることもある．潜伏期間は約1週間とされている．近年，EKCを起こすことで有名なD群アデノウイルスが尿道炎を起こすことが注目されている．本邦でも男性におけるアデノウイルス性尿道炎の40％に結膜炎の合併を認めたとされており，性感染症としての側面も持つ可能性があり，EKCの症例では泌尿器症状の問診も必要である[10]．EKCでは80％の症例で点状表層角膜炎，角膜感度低下，急性期から1〜3週間後に角膜実質に残存したウイルス抗原とリンパ球が接着を起こす角膜上皮下浸潤（multiple subepithelial infiltrates：MSI）といった角膜病変をきたす[9]．特にMSIは結膜炎改善後も数か月から数年にわたり残存し，羞明，不正乱視，視力低下を引き起こし不定愁訴の原因となる．検査方法としてイムノクロマト法による迅速診断キットが広く用いられており，綿棒で結膜を擦過して検体を採取することでアデノウイルス抗原の有無を検査することができる．感度は80％程度，特異度はほぼ100％とされる．

2．治　療

a）ステロイド点眼

EKC急性期のステロイド点眼は症状を有意に改善し，結膜炎改善後のMSI残存抑制にも効果を示す[9]．残存したSEIに対して，長期のステロイド点眼は有効であったとする報告が多いが，ステロイド緑内障や白内障といった副作用にも注意が必要となる．また，MSIに対するステロイド点眼での治療であるが，ステロイド中止後17.5％の症例で残存，再燃してしまうことが報告されており[9]，時間をかけて漸減し，患者にも再燃の可能性を伝えておく必要がある．

b）免疫抑制剤（cyclosporine, tacrolimus）

(1) Cyclosporine

1〜2％の0.1％cyclosporine点眼のEKC急性期使用がMSI等の角膜病変発症のリスクを低下さ

せ，皮質下混濁が残存した症例のほとんどが3〜4週以内に軽快したという報告がある[11]．また，ステロイド点眼使用にもかかわらず3か月以上残存したMSIに対して0.05％cyclosporinの1日1回点眼，または隔日投与でその効果を観察した報告では，0.05％cyclosporin開始1か月以内に81.75％が混濁の寛解を認めたとしている．また，ステロイド点眼（1％ predonisolone acetate）と2％ cyclosporine AのEKCに対するMSI予防効果を比較した報告もあり，その予防効果は同程度であったとされている[12]．

(2) Tacrolimus

Tacrolimus点眼とステロイド点眼（dexamethasone）のEKCに対する効果を比較した報告では，tacrolimus群はdexamethasone群と比較しMSIの発生を抑制し，視力低下，結膜充血，眼脂の症状に関してもより良い結果であった．加えて，同報告では点眼中止後のMSIの再発率もtacrolimus群でより低い結果であった．副作用に関しては17.8％で熱感，充血，異物感といった症状が報告されたが，ステロイド点眼で問題となる眼圧上昇は認めなかったとしている[13]．

c）ポビドンヨード希釈液点眼

ステロイド点眼にポビドンヨード希釈液点眼を加えた治療の有効性も報告されている．0.1％ポビドンヨードに加え0.1％dexamethasone 1日4回を点眼した群26眼ではほとんどの症例が5〜7日以内で症状の寛解を認め，MSIが残存した症例はなかったのに比べ，0.1％dexamethasone 1日4回のみ点眼した26眼では点眼開始後7日の時点で充血や角膜上皮障害が残存している症例が優位に多く，20％に皮質下混濁の残存を認め，qPCR検査でのウイルスコピー数も混合点眼群で有意に少ない結果であった[14]．

d）Phototherapeutic keratectomy (PTK)

MSIが残存してしまった症例に対してエキシマレーザーによるPTKを施行し，羞明，視力，コントラスト感度の有意な改善を認めたと報告さ

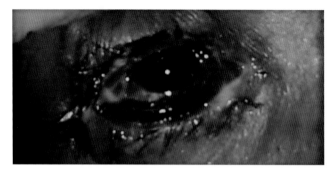

図 3. 成人淋菌性結膜炎
（文献 16 より）

れている[15].

e）偽膜の除去

偽膜を認める症例の場合，結膜瘢痕化を防ぐため偽膜除去が重要である.

成人淋菌性結膜炎

淋菌性結膜炎はグラム陰性双球菌 *Neisseria gonorrhoeae* による結膜炎で，新生児に母体から産道感染で起こる新生児膿漏眼と sexually active な成人に起こる尿道炎や咽頭炎を介して発症する成人淋菌性結膜炎の 2 つに分類される. 成人淋菌性結膜炎では自分の感染した性器や咽頭からの分泌物に対する接触，sexual partner からの感染した性器分泌物への接触を介して発症する. 本邦において成人淋菌性結膜炎の有病率の報告はなされていないが，厚生労働省による 983 の定点医療機関において淋菌感染症は 2019 年に 8,205 例（定点あたり 8.35 例）の報告があり，ピーク時の 2002 年の 21,921 例（定点あたり 23.91 例）と比較すると淋菌感染症自体は減少にあるものの，依然最も多い注意すべき性感染症の一つである. 男女比であるが，淋菌感染症は本邦において男性で多く報告され（2019 年において 79％）[16]，成人淋菌性結膜炎はカナダの Alberta 州での報告された 45 例中 26 例（58％），アイルランドにおける報告では 14 例中 9 例（64％）と男性に多い[17].

1．症　状

淋菌性結膜炎の多くは片眼性で感染から 1〜2 日後の急性に起こる多量のクリーム状膿性眼脂と結膜浮腫，眼瞼の蜂窩織炎と間違えるほどの眼瞼浮腫をきたし，また淋菌は角膜上皮へ感染能力も持つことから，角膜への浸潤をきたし急速に進行して角膜穿孔に至り，視機能の大きな低下をきたすこともある. 成人淋菌性結膜炎の眼科受診時の角膜病変合併は 25％であったと報告され[16]，早期の診断および治療が重要である. 成人淋菌性結膜炎の泌尿生殖器感染の合併は約 1/4 であったと報告され[16]，泌尿生殖器症状のない症例が多いことも注意すべき点である.

2．診　断

症状から，成人淋菌性結膜炎の初診時にはアデノウイルス結膜炎等と誤診されることが多い. 鑑別点として，アデノウイルス結膜炎は濾胞性結膜炎であるが，淋菌性結膜炎は濾胞形成よりも強い充血や結膜眼瞼浮腫をきたす（図 3）. 淋菌性結膜炎の眼脂は多量であり好中球が主体のクリーム状膿性眼脂を特徴とする. アデノウイルス結膜炎の眼脂はリンパ球主体の漿液性線維素性であることが特徴であり，眼脂の量は淋菌性結膜炎のほうが多量であることが多い. また，成人淋菌性結膜炎は著明な眼瞼腫脹を起こすことが多く，12 例中 5 例（42％）が眼窩周囲蜂巣炎と初診時に臨床診断されており[17]，培養や PCR といった確定診断後治療変更を行った症例が報告されている. 確定診断には眼脂や結膜擦過検体の塗抹検査においてグラム陰性双球菌を確認するか，分離培養検査において淋菌を同定する. 淋菌は冷所で死滅しやすいので，検査室にも予め淋菌を標的にしている旨を伝えておくと良い. 最近は，種々の核酸検出法が普及しており，これらを用いても淋菌性結膜炎の診断を行うことができる[18].

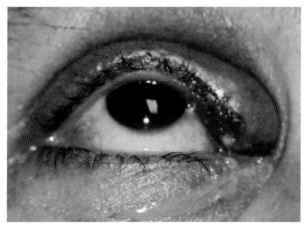

図 4. 涙小管炎（文献 20 より）

3. 治 療

抗菌薬の点眼ならびに全身投与を行う．ニューキノロン系点眼薬に対しては耐性を有していることが多く，セフメノキシムを 1 時間ごとに点眼する[18]．全身投与薬に関してはセフトリアキソンを 1.0 g 単回点滴静注するが，近年淋菌の抗菌薬耐性化が問題となっており薬剤感受性の確認も重要である．治療予後に関する報告は少ないが，成人淋菌性結膜炎 11 例のうち治療開始から 1 週間で全例の症状寛解を認めたとの報告がある[17]．一方，診断治療が遅れ，角膜穿孔をきたした症例に対して治療的角膜移植術が施行された報告もある[19]．特に女性では泌尿生殖器症状の自覚がない場合も多く，不妊症や母子感染に繋がる可能性もあり，泌尿器や婦人科へ紹介を行いスクリーニングが推奨される．

涙小管炎（lacrimal canaliculitis）

眼脂が持続している症例に，結膜炎として抗菌薬点眼を処方するも効果がない症例が，実は涙小管炎であったという事例が多いことにも注意すべきである．涙小管炎の患者はさまざまな症状を呈して受診するため，とても誤診の多い疾患として有名であり，内科学のバイブルであるハリソン内科学においても「most misdiagnosed disease」と記載されている．以前より原因菌として *Actinomyces* が指摘されてきたが，近年 *Staphylococcus* や *Streptococcus* が原因菌として増加している[20]．女性に多い疾患であり女性ホルモンの作用や化粧

品の関与が考えられている．

1. 症 状

涙小管炎に特徴的な所見として内眼角周囲の圧迫で菌石と呼ばれる凝結物，黄色顆粒が涙点から圧出される症状，涙点の拡大等があるが，疑って診察や問診を行わないと所見を得られないことが多い．また患者の主訴として眼脂（68.7%），流涙（40.5%），凝結物（34.4%），腫脹（26.7%），発赤（24.4%），掻痒感（16.8%）と報告されていることからも[20]，結膜炎や霰粒腫，涙嚢炎と所見が紛らわしいことがわかる．この疾患は疑うことが重要な病気である（図 4）．

2. 治 療

保存的治療として抗菌薬の局所，全身投与を行う．また，温罨，マッサージ，涙洗も行われるが，これらの保存的治療のみでは 80% が十分な改善を認めないとされている[20]．菌石の残存が細菌に抗菌薬が到達することを妨げるため，多くの既報において早期診断による迅速な涙小管切開術，涙小管掻爬といった外科的治療の重要性が主張されている．

再発性上皮びらん
(recurrent corneal erosion)

再発性上皮びらんは外傷や角膜上皮基底膜変性による角膜上皮の細胞外接着の障害により上皮が基底膜から剥がれ落ちることで生じる（図 5）．104例の再発性上皮びらんのなかで，45% に契機となる外傷歴を認め，28% に角膜上皮基底膜変性を認

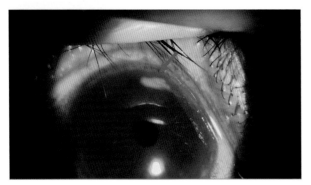

図 5. 再発性上皮びらん

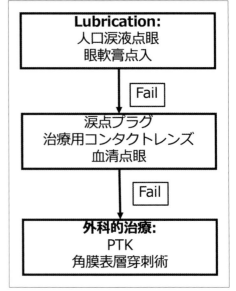

図 6. 再発性上皮びらん治療方法

めたと報告されている[21]．角膜上皮基底膜変性は
map-dot-fingerprint dystrophy とも呼ばれ，通
常両眼性で40歳代以降に発症することが多く，遺
伝性はないことが多いが，常染色体優性遺伝性を
示すこともある[22]．

1．症　状

就寝中の瞬目，涙液減少により起床時に開瞼す
る際に発症することが多く，上皮剥離に伴い眼
痛，羞明，流涙が繰り返し，瘢痕化による視力障
害が生じることもある．その再発を繰り返す病態
と治療抵抗性に悩まされることも多い．

2．治　療

まず非侵襲的治療から開始する．まず大切なの
は lubrication（潤滑）である．保存料フリーの人口
涙液の頻回点眼とタリビット®眼軟膏等の寝前点
入（必要あれば回数を増やして）を指示する．慢性
のドライアイを合併する場合で lubrication のみ
では不十分な場合，涙点プラグ挿入も治療の選択
肢に追加される．また，lubrication のみで改善が不
十分な場合やびらんが広範囲な場合は 2〜8 週の
治療用コンタクトレンズ装用が有効であることも
ある．これらの非侵襲的治療に抵抗性を示す場
合，角膜表層穿刺術，phototherapeutic keratec-
tomy（PTK）といった外科的治療が行われる（図
6）[21]．

文　献

1) Yeu E, Hauswirth S：A Review of the Differen-
tial Diagnosis of Acute Infectious Conjunctivi-
tis：Implications for Treatment and Manage-
ment. Clin Ophthalmol, **14**：805-813, 2020.

2) Takamura E, Uchio E, Ebihara N, et al：Japanese
guidelines for allergic conjunctival diseases 2017.
Allergol Int, **66**：220-229, 2017.

3) Yazu H, Kozuki N, Dogru M, et al：The Effect of
Long-Term Use of an Eyewash Solution on the
Ocular Surface Mucin Layer. Int J Mol Sci, **20**：
5078, 2019.

4) Al-Amri AM：Long-term follow-up of tacroli-
mus ointment for treatment of atopic keratocon-
junctivitis. Am J Ophthalmol, **157**：280-286,
2014.

5) Chen J, Applebaum D, Sun G, et al：Atopic kera-
toconjunctivitis：A review. J Am Acad Derma-
tol, **70**：569-575, 2014.

6) Power W, Tugal-Tutkun I, Foster C：Long-term
follow-up of patients with atopic keratoconjunc-
tivitis. Ophthalmology, **105**：637-642, 1998.

7) Li J, Luo X, Ke H, et al：Recalcitrant Atopic
Keratoconjunctivitis in Children：A Case Report
and Literature Review. Pediatrics, **141**：S470-
S474, 2018.

8) Yazu H, Shimizu E, Aketa N, et al：The efficacy
of 0.1% tacrolimus ophthalmic suspension in
the treatment of severe atopic keratoconjuncti-
vitis. Ann Allergy Asthma Immunol, **122**：387-

392, e381, 2019.

9) Labib B, Minhas B, Chigbu D：Management of Adenoviral Keratoconjunctivitis：Challenges and Solutions. Clin Ophthalmol, **14**：837-852, 2020.

10) 国立感染症研究所：病原微生物検出情報. **38**：2017.

11) Hillenkamp J, Reinhard T, Ross R, et al：The effects of cidofovir 1% with and without cyclosporin a 1% as a topical treatment of acute adenoviral keratoconjunctivitis：a controlled clinical pilot study. Ophthalmology, **109**：845-850, 2002.

12) Asena L, Şingar Özdemir E, Burcu A, et al：Comparison of clinical outcome with different treatment regimens in acute adenoviral keratoconjunctivitis. Eye（Lond）, **31**：781-787, 2017.

13) Berisa Prado S, Riestra Ayora AC, Lisa Fernandez C, et al：Topical Tacrolimus for Corneal Subepithelial Infiltrates Secondary to Adenoviral Keratoconjunctivitis. Cornea, **36**：1102-1105, 2017.

14) Kovalyuk N, Kaiserman I, Mimouni M, et al：Treatment of adenoviral keratoconjunctivitis with a combination of povidone-iodine 1.0% and dexamethasone 0.1% drops：a clinical prospective controlled randomized study. Acta Ophthalmol, **95**：e686-e692, 2017.

15) Yamazaki E, Ferraz C, Hazarbassanov R, et al：Phototherapeutic keratectomy for the treatment of corneal opacities after epidemic keratoconjunctivitis. Am J Ophthalmol, **151**：35-43, e31, 2011.

16) Belga S, Gratrix J, Smyczek P, et al：Gonococcal Conjunctivitis in Adults：Case Report and Retrospective Review of Cases in Alberta, Canada, 2000-2016. Sex Transm Dis, **46**：47-51, 2019.

17) McAnena L, Knowles S, Curry A, et al：Prevalence of gonococcal conjunctivitis in adults and neonates. Eye（Lond）, **29**：875-880, 2015.

18) 日本性感染症学会：性感染症診断・治療ガイドライン 2016. 日性感染会誌, **27**：2016.

19) 洲之内千尋, 崎元 暢, 崎元 丹ほか：淋菌性結膜炎による角膜穿孔の 1 例. 眼科, **61**：1315-1319, 2019.

20) Feroze KB, Patel BC：Canaliculitis. In StatPearls, StatPearls Publishing Copyright©, StatPearls Publishing LLC., Treasure Island（FL）, 2020.

21) Raj T, Houman D：Treatment of Recurrent Corneal Erosions. EyeNet, 39-41, 2013.

22) Boutboul S, Black G, Moore J, et al：A subset of patients with epithelial basement membrane corneal dystrophy have mutations in TGFBI/BIGH3. Hum Mutat, **27**：553-557, 2006.

超アトラス 眼瞼手術

―眼科・形成外科の考えるポイント―

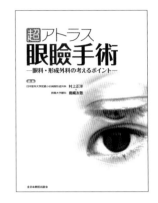

編集	日本医科大学武蔵小杉病院形成外科	村上正洋
	群馬大学眼科	鹿嶋友敬

B5 判／オールカラー／ 258 頁／定価(本体価格 9,800 円＋税)
2014 年 10 月発行

アトラスを超える**超アトラス**!
眼瞼手術の基本・準備から，部位別・疾患別の術式までを
盛り込んだ充実の内容.
786枚の図を用いたビジュアル的な解説で，実際の手技が
イメージしやすく，眼形成初学者にも熟練者にも必ず役立
つ1冊です!

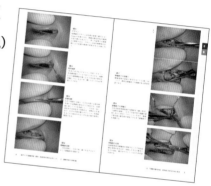

目次

Ⅰ　手術前の[基本][準備]編―すべては患者満足のために―
　A　まずは知っておくべき「眼」の基本
　　　―眼科医の視点から―
　B　おさえておきたい眼瞼手術の基本・準備のポイント
　　　―形成外科医の視点から―
　C　高齢者の眼瞼手術における整容的ポイント
　　　―患者満足度を上げるために―
　D　眼瞼手術に必要な解剖
　E　眼瞼形成外科手術に必要な神経生理

Ⅱ　眼瞼手術の[実践]編
　A　上眼瞼の睫毛内反
　　　上眼瞼の睫毛内とは
　　　埋没縫合法
　　　切開法(Hotz 変法)
　B　下眼瞼の睫毛内反
　　　下眼瞼の睫毛内反とは
　　　若年者における埋没法
　　　若年者における Hotz 変法
　　　退行性睫毛内反に対する Hotz 変法(anterior lamellar repositioning)
　　　Lid margin split 法
　　　牽引筋腱膜の切離を加えた Hotz 変法
　　　内眥形成
　C　下眼瞼内反
　　　下眼瞼内反とは
　　　牽引筋腱膜縫着術(Jones 変法)
　　　眼輪筋短縮術(Wheeler-Hisatomi 法)
　　　Lower eyelid retractors'advancement(LER advancement)
　　　牽引筋腱膜縫着術と眼輪筋短縮術を併用した下眼瞼内反手術

D　睫毛乱生・睫毛重生
　　　睫毛乱生・睫毛重生とは
　　　電気分解法
　　　毛根除去法
　　　Anterior lamellar resection(眼瞼前葉切除)
E　上眼瞼下垂
　　　上眼瞼下垂とは
　　　Aponeurosis を利用した眼瞼下垂手術
　　　Muller tuck 法(原法)
　　　CO$_2$レーザーを使用した眼瞼下垂手術(extended Muller
　　　　tuck 宮田法)
　　　Aponeurosis とミュラー筋(挙筋腱膜群)を利用した眼瞼下垂手術
　　　眼窩隔膜を利用した眼瞼下垂手術(松尾法)
　　　若年者に対する人工素材による吊り上げ術
　　　退行性変化に対する筋膜による吊り上げ術
　　　Aponeurosis の前転とミュラー筋タッキングを併用し
　　　　た眼瞼下垂手術
F　皮膚弛緩
　　　上眼瞼皮膚弛緩とは
　　　重瞼部切除(眼科的立場から)
　　　重瞼部切除(形成外科的立場から)
　　　眉毛下皮膚切除術
G　眼瞼外反
　　　下眼瞼外反とは
　　　Lateral tarsal strip
　　　Kuhnt-Szymanowski Smith 変法
　　　Lazy T & Transcanthal Canthopexy
コラム
　眼科医と形成外科医のキャッチボール

株式会社
全日本病院出版会
www.zenniti.com

〒113-0033 東京都文京区本郷 3-16-4　Tel:03-5689-5989
Fax:03-5689-8030

MB OCULI. No. 89 : 63－68, 2020

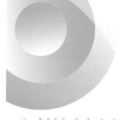

特集／眼科不定愁訴と疾患症候のギャップを埋める

黄斑疾患および硝子体手術後の不定愁訴

岡本史樹*

Key Words : 変視(metamorphopsia)，不等像視(aniseikonia)，コントラスト感度(contrast sensitivity)，立体視 (stereopsis, stereo acuity)，黄斑疾患(macular diseases)

Abstract：硝子体手術の進歩や抗 VEGF 剤の導入により，近年の黄斑疾患の治療成績は飛躍的に向上している．しかしながら，さまざまな黄斑疾患の研究における治療評価の指標は視力のみであること多い．しかし，視力が良好であるにもかかわらず，視力以外での視機能面での不満を愁訴とする患者が増えている．網膜疾患治療の最終目標は患者の"視覚の質"を改善し，quality of life(QOL)を向上させることにある．視力は"視覚の質"のなかの形態覚の一部を反映しているに過ぎず，他にも変視や不等像視，コントラスト感度，立体視等，重要な視機能因子は多数存在する．したがって我々はもっと視力以外の視機能因子に目を向けなければならない．本稿では黄斑疾患患者のさまざまな不定愁訴に対応する視機能について，その特徴と網膜形態との関連，術後の変化について述べる．

はじめに

黄斑前膜，黄斑円孔，網膜静脈分枝閉塞症，網膜剥離術後等の黄斑疾患では，"見づらい，見えない"という愁訴以外にもさまざまな不定愁訴を訴える患者が多い．それらの不定愁訴は"歪んで見える""小さく見える""なんとなく見えない""距離感がない"等，多岐にわたる．しかしこれら不定愁訴1つ1つには意味がある．歪む→変視，小さく見える→不等像視，なんとなく→コントラスト感度．距離感がない→立体視というように1つの不定愁訴を1つの視機能因子と対応させることができる．各々の愁訴について，自覚的視機能検査と網膜疾患とのかかわりについて述べる．

変　視

物や線が歪んで見えることを変視という．疾患

により網膜が収縮や伸張して黄斑部の視細胞配列が乱れることにより起こるとされている．黄斑前膜は患者の約8割が変視を訴える代表的な黄斑疾患であり，その程度は網膜疾患のなかでも強い．黄斑前膜患者の QOL の低下は，視力ではなく変視に関連することが知られており，日常診療では変視に注意を払うことが重要である[1]．また黄斑前膜患者では網膜内層(内顆粒層)厚と変視量が関連し，前膜の牽引等による網膜内層障害によって変視が惹起される可能性が考えられている(図1)[2]．硝子体手術により視力は健常レベルまで改善が可能であるが，変視を完全に消失させることは困難である．多数例での検討では，M-CHARTS® で測定された黄斑前膜患者の術前変視量は約1.0であり，術後1年で0.3～0.4までは改善するが，0にはならない[3]．また黄斑前膜術後の変視は術前の網膜内層が厚いほど強く残存するため，網膜内層の厚い黄斑前膜患者の手術の際には，"視力も変視も改善するが，変視は完全に消失

* Fumiki OKAMOTO，〒305-8576　つくば市天久保 2-1-1　筑波大学医学医療系眼科，病院教授

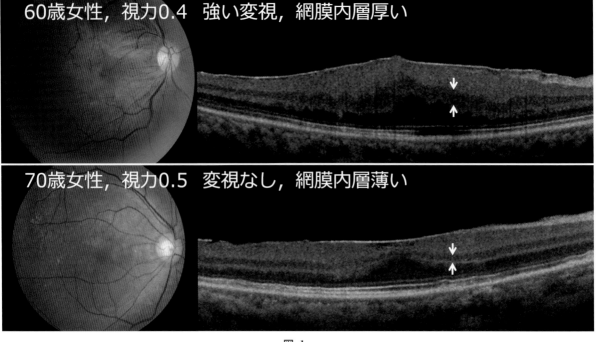

図 1.

a：黄斑前膜の60歳，女性．視力は0.4，変視はM-CHARTS® で1.2．網膜内層厚は112 μm（矢印）

b：黄斑前膜の70歳，女性．視力は0.5，変視はM-CHARTS® で0.1．網膜内層厚は52 μm（矢印）

視力は同程度でも変視量は異なり，網膜内層の厚さと変視に関連があることがわかる．

$\frac{a}{b}$

しない"ということを患者に説明することが重要である[4]．

　黄斑円孔の変視の特徴は黄斑前膜とは異なる．見ようとする対象が中心に引き込まれるように歪んで見える，いわゆる求心性の変視を呈する．黄斑円孔も前膜患者と同じく手術により視力や変視を改善させることができるが，変視は0にはならない．M-CHARTS® で術前0.8の変視が術後6か月で0.4まで改善することがわかっている．また術前のfluid cuffが大きいほど，術後の変視が強い（図2）[5]．

　網膜静脈分枝閉塞症（BRVO）の患者も，その9割以上が変視を呈する．その変視の特徴は垂直方向の変視が水平方向よりも大きい．これは，BRVOの病変が閉塞血管側の上下どちらかに偏在することが多いためと考えられる．また，変視の程度は中心窩網膜厚や網膜内層の囊胞の有無に影響を受ける[6]．BRVOの治療の第一選択は抗VEGF剤であるが，治療して視力が改善しても，少なくとも6か月は変視が改善しない．日常診療では抗VEGF治療により視力が良好となったに

もかかわらず変視を訴える患者が多いため，注意が必要である．

　術前に黄斑部剝離となっている網膜剝離術後の患者は変視を呈することが多い．術前黄斑未剝離の患者でも術後の黄斑前膜の形成や黄斑浮腫等が原因で変視をきたすことがある．多数例の報告では，網膜剝離術後半年～1年で約4割の症例に変視を認めることがわかっている[7]．その変視を呈していた症例の約4割はOCTにて何らかの黄斑部異常を認めるが，残りの6割は網膜形態の異常を認めなかった．そして術前黄斑が未剝離でも，術中に黄斑部剝離を生じると術後に変視を生じる．一度黄斑部網膜が剝離すると変視は長期に残存するため，黄斑部未剝離の裂孔原性網膜剝離患者では黄斑部が剝離する前に手術を行い，術中はなるべく黄斑部剝離を起こさないような手術を心がけることが必須である．

　さまざまな黄斑疾患の変視の治療経過を図3に示す．術前は黄斑前膜（ERM），黄斑円孔（MH），黄斑剝離のある網膜剝離術後（macula-off RD）ともに術後緩徐に変視量は減少していくが，0には

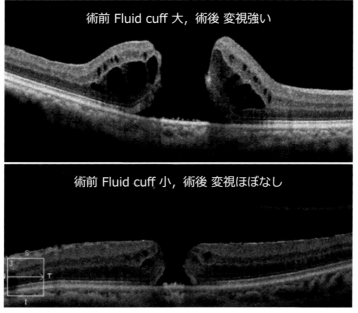

図 2. 黄斑円孔患者の OCT 所見と視機能

a／b
a：術前の fluid cuff が大きく, 変視は M-CHARTS® で 0.9
b：術前の fluid cuff が小さく, 変視は M-CHARTS® で 0.2
Fluid cuff の大きさと術後の変視に関連のあることがわかる.

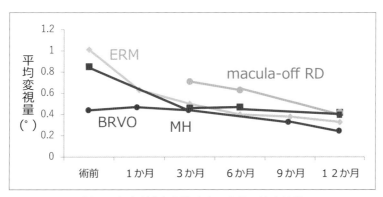

図 3. さまざまな網膜疾患の変視の治療経過
術前は黄斑前膜(ERM)が一番強く, 1 年で変視量は約 7 割改善する.
黄斑円孔(MH)も同様の経過をたどる. 網膜静脈分枝閉塞症(BRVO)
は治療中もほとんど変視量が変化しない. 黄斑剝離のある網膜剝離術
後(macula-off RD)は術後緩徐に変視量は減少していくが, 0 にはなら
ない.

ならない. BRVO は治療中もほとんど変視量が変化しない. 興味深いことにすべての疾患の変視量が治療後に 0.4 程度に落ち着いている. 黄斑が一度障害されると, 現代の治療法でどんなに網膜形態が改善しようとも, 変視が 0.4 程度残存するのかもしれない.

不等像視

不等像視は左右眼で物の大きさが異なって認識されることである. 物体が大きく見えれば大視症, 小さく見えれば小視症である. 両眼の屈折度数の差による不等像視は"不同視"として言われることが一般的だが, 網膜疾患が原因となる不等像

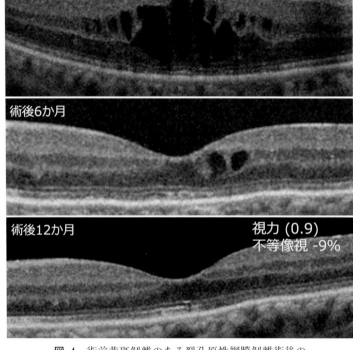

術後1か月

術後6か月

術後12か月　　　　　　　　　視力 (0.9)
　　　　　　　　　　　　　　　不等像視 -9%

図 4. 術前黄斑剝離のある裂孔原性網膜剝離術後の
OCT 所見の経過と視機能
術後 6 か月までは囊胞様黄斑浮腫を認めた. 術後 12 か月の時点で
視力は 0.9 まで改善し, OCT 所見にほぼ異常を認めないが, 不等像
視は -9% もの小視症が残存していた.

視はあまり知られていない. 黄斑部近傍の視細胞
の配列が比較的均一に収縮して配列が密になった
り疎になったりすることで大視症や小視症が引き
起こされるのではないかと推測されている. 不等
像視の測定には new aniseikonia test を用いる.
一般的に左右眼で 1～3% の大きさの違いで違和
感を感じ, 3～5% では両眼視機能が障害され, 5%
以上の像の大きさの違いで融像ができなくなると
言われている. 網膜剝離術後 6 か月では, その 4
割に不等像視が存在することがわかっている[8].
そのなかでも術前に黄斑剝離のある患者の約半数
は小視症であった. それらの患者は OCT にて一
過性あるいは慢性の囊胞様黄斑浮腫や網膜下液残
存を認めた. 囊胞様黄斑浮腫や黄斑部の網膜剝離
は網膜を進展, 伸張させるため, 視細胞の配列が
疎になり, 小視症が起こると考えられる. 興味深
いことに, 術後 1 年経って囊胞様黄斑浮腫が消退
して OCT 上ではなんの異常もない, 視力良好な
症例でも小視症が残存していることがある(図4).

これは, 一度囊胞様黄斑浮腫が起こって視細胞の
配列が乱れると, その後網膜構造が OCT にて正
常化しているように見えても, その配列が元に戻
らないことを示唆している. 黄斑円孔では約半数
が 小 視 症 を 呈 す る. 術 前 の 不 等 像 視 量 は
-3% で, そして手術により -1% まで改善する.
術前の不等像視量は最小円孔径, 円孔底径, 外境
界膜の欠損長と関連したが, 術後不等像視量に関
連する因子はなかった[9]. したがって黄斑円孔患
者では円孔のサイズが大きいほど不等像視が大き
く, 手術により閉鎖すると不等像視はほぼ消失す
る. その他, BRVO や糖尿病黄斑浮腫, 中心性漿
液性網脈絡膜症[10], 黄斑部毛細血管拡張症[11]でも
小視症を呈することが知られている.

黄斑前膜はほかの黄斑疾患と異なり, 網膜上の
前膜が収縮して視細胞の配列が密になるために大
視症を呈する. 本症の約 9 割は大視症を呈し, そ
の程度は平均で約 6% と高値である. また術前後
の不等像視量は網膜内層(内顆粒層)厚と関連があ

り，術後不等像視量の予後因子は術前の網膜内層厚であった[12]．また手術により前膜が除去されて視力は改善しても，少なくとも術後6か月は大視症が改善しなかった．

コントラスト感度

視力は視機能因子のうち最も重要な形態覚の一部であるが，コントラスト感度は形態覚全体を表す指標と言われており，視力に比べて"視覚の質"をより鋭敏に反映するものと考えられている．網膜剥離では，黄斑未剥離で小数視力が1.0以上の患者でも僚眼よりコントラスト感度が落ちていることがわかっている[13]．これは網膜剥離眼の血流低下による黄斑部機能の低下やフレアの増加による透過性の悪化等が原因と考えられている．黄斑前膜では手術により視力が良好であってもコントラスト感度は僚眼より低下している[14]．糖尿病黄斑浮腫[15]，BRVOの治療において，視力が改善しなくてもコントラスト感度が改善することも知られている．そして網膜剥離，増殖糖尿病網膜症，糖尿病黄斑浮腫患者のQOLは主にコントラスト感度に影響を受けることが報告されている[13][16]．治療により視力が改善しなくても患者が"明るくなった"というのはコントラスト感度が改善したと推測されるし，治療後良好な視力を達成できても"なんとなく見づらい"という愁訴は，コントラスト感度が低下していることを意味する．

立体視

立体視は視機能のなかでも非常に高度な機能である．立体視の測定は一般的にtitmus stereo testやTNO stereotestが挙げられる．健常者では左右眼の両眼視差を脳で情報処理して物体が立体的に見える．しかし斜視だと両眼視差が大きくなり，融像ができなくなり，立体視が障害される．片眼が視力良好でも，もう片眼の視力が低下していると立体視が障害されることも知られている．さまざまな網膜疾患の立体視を測定すると，網膜剥離や黄斑前膜，黄斑円孔では治療前の不等像視や視力障害，コントラスト感度の低下等が立体視障害の原因であることがわかってきている．またこれらの疾患では治療後に視力が良好となっても健常者よりは立体視が低下している[17][18]．

おわりに

近年，黄斑疾患の視力予後は飛躍的に改善している．そのため多数の患者の視力が改善するが，日常診療では不満，不定愁訴を訴えてくるものが少なくない．しかしこれらの不定愁訴の一部は"不定"ではなく，上述したような視機能因子の悪化からくるものである．疾患によってさまざまな視機能因子悪化の特徴がわかってきているため，それらを念頭に置いて日常診療にあたれば，患者の不定愁訴に対してしっかりとした説明することができ，患者の不安を取り除くことができると考える．

文　献

1) Okamoto F, Okamoto Y, Hiraoka T, et al：Effect of vitrectomy for epiretinal membrane on visual function and vision-related quality of life. Am J Ophthalmol, **147**：869-874, 2009.

2) Okamoto F, Sugiura Y, Okamoto Y, et al：Associations between metamorphopsia and foveal microstructure in patients with epiretinal membrane. Invest Ophthalmol Vis Sci, **53**：6770-6775, 2012.
　　Summary　黄斑前膜の変視量とOCTによる網膜形態との関連を調べると，網膜内層（内顆粒層）が厚いほど変視量が大きいことがわかった．

3) Kinoshita T, Imaizumi H, Okushiba U, et al：Time course of changes in metamorphopsia, visual acuity, and OCT parameters after successful epiretinal membrane surgery. Invest Ophthalmol Vis Sci, **53**：3592-3597, 2012.

4) Okamoto F, Sugiura Y, Okamoto Y, et al：Inner nuclear layer thickness as a prognostic factor for metamorphopsia after epiretinal membrane surgery. Retina, **35**：2107-2114, 2015.

5) Sugiura Y, Okamoto F, Okamoto Y, et al：RELATIONSHIP BETWEEN METAMORPHOPSIA AND INTRARETINAL CYSTS WITHIN THE

FLUID CUFF AFTER SURGERY FOR IDIO-PATHIC MACULAR HOLE. Retina, **37**：70-75, 2017.

6）Murakami T, Okamoto F, Iida M, et al：Relationship between metamorphopsia and foveal microstructure in patients with branch retinal vein occlusion and cystoid macular edema. Graefes Arch Clin Exp Ophthalmol, **254**：2191-2196, 2016.

7）Okamoto F, Sugiura Y, Okamoto Y, et al：Metamorphopsia and optical coherence tomography findings after rhegmatogenous retinal detachment surgery. Am J Ophthalmol, **157**：214-220, 2014.

8）Okamoto F, Sugiura Y, Okamoto Y, et al：Aniseikonia and Foveal Microstructure after Retinal Detachment Surgery. Invest Ophthalmol Vis Sci, **55**：4880-4885, 2014.

9）Okamoto F, Sugiura Y, Moriya Y, et al：Aniseikonia and Foveal Microstructure in Patients with Idiopathic Macular Hole. Ophthalmology, **123**：1926-1932, 2016.

10）Fujita K, Imamura Y, Shinoda K, et al：Quantification of metamorphopsia in chronic central serous chorioretinopathy after half-dose verteporfin photodynamic therapy. Retina, **34**：964-970, 2014.

11）Sugiura Y, Okamoto F, Okamoto Y, et al：Visual function in patients with idiopathic macular telangiectasia type 1. Acta Ophthalmol, **94**：e672-e673, 2016.

12）Okamoto F, Sugiura Y, Okamoto Y, et al：Time course of changes in aniseikonia and foveal microstructure after vitrectomy for epiretinal membrane. Ophthalmology, **121**：2255-2260, 2014.

Summary 黄斑前膜患者の不等像視を調べると，ほとんどが大視症を呈し，手術をしても少なくとも6か月は改善しないことがわかった.

13）Okamoto F, Sugiura Y, Okamoto Y, et al：Changes in Contrast Sensitivity after Surgery for Macula-On Rhegmatogenous Retinal Detachment. Am J Ophthalmol, **156**：667-672, 2013.

14）Sugiura Y, Okamoto F, Okamoto Y, et al：Contrast sensitivity and foveal microstructure following vitrectomy for epiretinal membrane. Invest Ophthalmol Vis Sci, **55**：7594-7600, 2014.

15）Okamoto Y, Okamoto F, Hiraoka T, et al：Vision-related quality of life and visual function following intravitreal bevacizumab injection for persistent diabetic macular edema after vitrectomy. Jpn J Ophthalmol, **58**：369-374, 2014.

16）Okamoto F, Okamoto Y, Fukuda S, et al：Vision-related quality of life and visual function after vitrectomy for various vitreoretinal disorders. Invest Ophthalmol Vis Sci, **51**：744-751, 2010.

17）Watanabe H, Okamoto F, Sugiura Y, et al：Stereopsis after successful surgery for rhegmatogenous retinal detachment. Graefes Arch Clin Exp Ophthalmol, **252**：1207-1212, 2014.

18）Okamoto F, Sugiura Y, Okamoto Y, et al：Stereopsis and Optical Coherence Tomography Findings After Epiretinal Membrane Surgery. Retina, **35**：1415-1421, 2015.

ここからスタート！
眼形成手術の基本手技

編集　鹿嶋友敬
　　　今川幸宏
　　　田邉美香

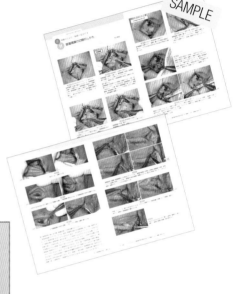

SAMPLE

眼形成手術に必要な器具の使い方、症例に応じた手術デザインをはじめ、麻酔、消毒、ドレーピングを含めた術中手技の実際を、多数の写真やシェーマを用いて気鋭のエキスパートが解説！
これから眼形成手術を学んでいきたい眼科、形成外科、美容外科の先生方にぜひ手に取っていただきたい1冊です。

CONTENTS

1　眼瞼を知る
　A．眼瞼の解剖／B．（上眼瞼）眼瞼ごとの違い
2　器具の選び方
　A．眼瞼手術　器械一覧／B．挟瞼器の使い方／C．バイポーラの選び方
3　眼瞼の手術デザイン
　A．上眼瞼
　　皮膚弛緩／多重瞼　など
　B．下眼瞼
　　下眼瞼・内反症のデザイン：先天性睫毛内反症　など
　C．デザイン時の注意点
4　麻酔をマスターする
　A．麻酔薬の種類と手術に応じた選択／B．局所麻酔投与位置／C．注入の仕方　など
5　消毒のしかた
6　ドレーピング
　眼瞼手術における覆布の選び方　など
7　切開のコツ
　メスの選び方と使い分け　など
8　剥離のしかた・組織の見分け方
　眼輪筋と眼窩隔膜の剥離／上眼瞼挙筋腱膜の切開のしかた／挙筋腱膜とミュラー筋の剥離のしかた／眼窩隔膜の切開のしかた　など
9　止血を極める
　出血点見極めのコツ　など
10　縫　合
　縫合糸の種類　など
11　周術期管理
　術後クーリングと圧迫は必要か？／手術終了時のドレッシングについて
　　　　　　　　　　　　　　　　　　　　　　　　　　　　　　　など

B5判　オールカラー　184頁
定価（本体価格 7,500 円＋税）
2018年1月発行

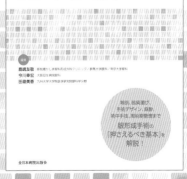

全日本病院出版会
〒113-0033 東京都文京区本郷 3-16-4　Tel：03-5689-5989
www.zenniti.com　　　　　　　　　　　　Fax：03-5689-8030

MB OCULI. No. 89：70－77, 2020

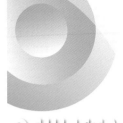

特集／眼科不定愁訴と疾患症候のギャップを埋める

眼精疲労と眼鏡矯正

梶田雅義*

OCULISTA

Key Words： 調節（accommodation），輻湊（convergence），累進屈折力レンズ（progressive addition lens），プリズムレンズ（prism lens），モノビジョン（monovision），眼鏡処方（glasses prescription）

Abstract：デスクトップパソコンから始まり，ノートパソコン，スマートフォン，タブレットと情報端末の進化普及は著しく，それに伴い，眼の疲労の形態にも変化が生じている．眼鏡処方も従来の視力補正用具としての対応だけでは十分ではなく，かえって疲労を助長することも少なくない．生活習慣や職業等によって異なる症例ごとの視機能にかかる負担を分析し，眼鏡の特徴を最大限に発揮できる処方が求められている．眼鏡は調節を補助するために累進屈折力レンズが利用でき，また両眼視に掛かる輻湊を補助するためにプリズムレンズが利用できる．この両方の機能を同時に提供できるのが他の矯正方法にない眼鏡の最大の利点である．
　適さない眼鏡は眼精疲労を発症させるし，適した眼鏡は眼精疲労の発症を予防する．眼鏡は霊薬と同じように処方によっては毒にも薬にもなる．その効能効果はそれを処方する眼科医に委ねられている．

はじめに

　眼精疲労という症状を訴える症例が増加しはじめたのは，パーソナルコンピュータ（PC）が普及しはじめた頃である．オフィスにPCが導入され，中高齢者の慣れない近方視作業が増加したためであった．PC作業が原因と思われる眼精疲労症状はVDT（visual display terminal）症候群と呼ばれるようになり，そのうち，特に眼に集中して起こる症状をテクノストレス眼症，あるいはIT（information technology）眼症と呼ばれるようになった．

　その後，スマートフォンの普及によって，眼精疲労は若年者にも増加し，巷ではスマホ老眼，スマホ斜視等，眼精疲労の呼び方も多様化してきている．

　さらに，新型コロナウイルスによるテレワーク（telework）あるいはテレコミューティング（telecommuting）が推奨され，人と人との距離は遠くなったが，視距離は短くなり，以前にも増して，視機能にかかる負担が増してきている．

眼精疲労の症状

　眼の疲労で起こる症状は，軽症から順に，眼の充血，眼の乾燥感，流涙，目の奥の痛み，頭重感，頭痛，項部痛，首こり，肩こり，背中の痛み，イライラ感，自律神経失調症様症状，不安，鬱病様症状にまで発展する．症状が進行すると，眼科疾患が疑われることもなく，全身疾患として対症療法を継続されている症例も少なくない．眼科疾患としてしっかり治療を進める必要がある．

原因の変遷

　PCが普及しはじめた頃の眼精疲労の原因は，長時間一定の近距離を固視し続けることによる毛

* Masayoshi KAJITA，〒108-0023　東京都港区芝浦3-6-3　梶田眼科，院長

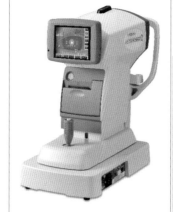

a | b

図 1.
調節機能解析装置
　　a：ライト製作所社製，アコモレ
　　　　フ 2
　　b：ニデック社製，AA-2

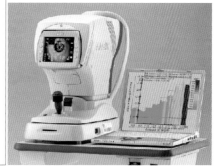

様体筋の疲労が多かった．初期の頃は，ブラウン
管デスクトップ PC が主流だったため，近距離と
いっても 75 cm 前後であり，よほどの遠視眼でな
ければ若年者にはピント合わせに負担が生じるこ
とはなく，高齢者に特有の症状であった．高精細
の液晶ディスプレイ画面の出現に伴い，ラップ
トップやノートパソコンが普及しはじめると，作
業距離は 50 cm くらいまで短縮した．中高齢者ま
で対象が広がるとともに，両眼視するための輻湊
にかかる負担も症状発現の原因として加わってき
た．そして，スマートフォンの普及により，視距
離はさらに短くなり，25〜10 cm にまで短縮し，
小児であっても，ピント合わせのための毛様体筋
と両眼視をするための輻湊に異変が生じてきた．

眼精疲労の原因の究明

　生体の組織のなかで，最も疲労しやすいのは筋
肉である．眼球にかかわる筋肉は，ピント合わせ
にかかわる毛様体筋と眼位をコントロールする外
眼筋である．したがって，眼精疲労症状の発現が
毛様体筋と外眼筋に起因することを念頭に置い
て，検査を進める必要がある．

1．調節機能検査

　これまで，視機能の検査はどれだけ遠くが見え
るか，どれだけ近くまで見えるかで評価されてき
た．このため，遠くが見やすい遠視眼や遠くを見
やすく矯正された近視眼でも近くが見えさえすれ
ば，視機能は正常と評価され，調節異常は見逃さ
れる傾向にあった．調節機能が正常か否かは，ど

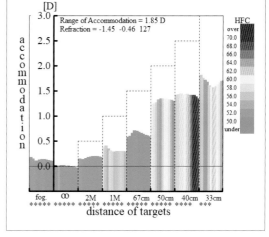

図 2．Fk-map（fluctuation of kinetic refraction-
　　　map）
横軸：呈示視標位置
縦軸：調節反応量
カラーバーの上端：測定された最弱屈折値を 0 と
　　　　　　　　したときに，各視標に被験
　　　　　　　　眼が示した調節の反応量
カラーバーの色：調節微動の高周波数出現頻度
　　　　　　　　をグラデーション色で示す．

れだけ調節力を発揮できるかではなく，見たい距
離をどれだけ無理なく見続けることができるかで
評価されなければならない．

＜調節機能解析装置＞

　装置はアコモレフ 2（ライト製作所社製）と AA-
2（ニデック社）製が汎用されており（図 1），測定結
果は Fk-map で表示される（図 2）．
　Fk-map の横軸は呈示視標位置で，左から
＋0.5 D 雲霧状態，無限遠，2 m，1 m と 0.5 D ず

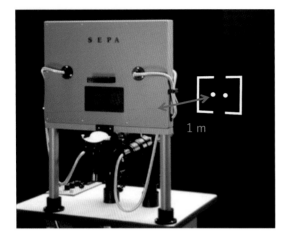

図 3.
両眼視機能検査装置
田川電気研究所社製，ビノキュラーセパ
TN-3000
1 m で検査を行うと，1 cm のずれは 1 プリズムに相当するため，矯正に必要なプリズム量を検査結果から換算することなく取得できる．

つ近接し，右端が 33 cm である．縦軸には調節反応量を表示し，カラーバーの上端は測定中の被検眼の最弱屈折値を 0 として，各視標を明視しているときの屈折値の差を調節反応量として示す．カラーバーの色は調節微動[1)2)]の高周波数成分出現頻度（high frequency component：HFC）で，毛様体筋の頑張り度合いと考えるとわかりやすい．毛様体筋の頑張り度合いの増加に合わせて，緑から黄色，黄色から赤へのグラデーションで変化する[3)]．雲霧状態の視標を呈示する目的は，視界に像のぼけが生じたときに調節がどのように反応するかを見るためと，最初のオートレフ値に調節が加入していることをある程度把握するためである．近視を低矯正にしたときに不快が生じるか否かの判断や，潜伏遠視の存在を疑うのに役立つ．実空間距離の視標に対しては，どの程度視標にピントを近づけることができているか，ピント合わせがどの程度の毛様体筋の負担になっているのか，そのピントが安定して維持できているのか等をイメージとして把握することができる．

2．眼位検査

複視の訴えがないと行われる機会の少ない眼位検査であるが，眼精疲労の訴えがある場合には必ずやって欲しい検査である．スマホが普及してきてからは複視を訴える症例も増加してきているが，複視の訴えがなくても両眼視のために強い輻湊や開散努力が強いられており，眼精疲労の原因になっている．

<両眼視機能検査装置>

眼位異常の検出にはビノキュラーセパ TN-3000（田川電気研究所社製）を汎用しているが，検査結果がわかりやすく，患者への説明も容易である（図 3）．

1 m の距離で検査を行っているので，正常範囲から 1 cm のずれは 1 プリズムに相当するため，プリズム眼鏡による矯正効果の判定も容易である．対面での交替カバーテストの結果と併せると信頼度がさらに増す．

眼精疲労患者への眼鏡処方

原因が究明できれば，原因となる筋肉に負担がかからなくなるような眼鏡度数を提供すれば良い．

1．累進屈折力レンズ（progressive addition lens：PAL）

古くは累進多焦点レンズと呼ばれていたが，PAL は焦点が存在せず，累進的に変化しているのはレンズ屈折力であることから，現在では「累進屈折力レンズ」と呼ばれている．

加齢に伴って不足してきた調節力を補うために用いられてきたことから，遠近両用レンズとして普及してきた．しかし，このレンズのデザインは近くにピント合わせをするときの毛様体筋にかかる調節力の負荷を軽減する[4)]．

PAL のデザインも豊富に提供されており，加入度数が +0.50 D 程度のものから +3.50 D くらいまでの範囲が製作可能である．若年者では +0.50～0.75 D の PAL であれば，視野の歪みを

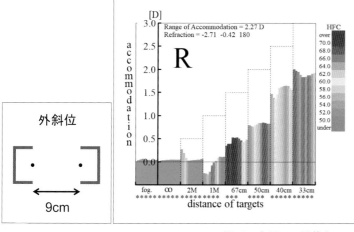
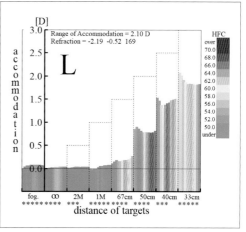

図 4. 症例 1 の眼位と Fk-map
正位が 4〜5 cm なので，4 プリズム程度の外斜位の存在が疑われる．
左右眼とも調節力は年齢相応と思われる．右眼は軽度の調節緊張状態であるが，
異常といえるほどではない．左眼は正常範囲と思われる．

ほとんど感じることがなく，調節力の負担を軽減できる．累進屈折力＝老眼鏡を意識させないため，リラクシー，アイサポート，アシストレンズ等の名称で低加入度数の PAL も販売されている．

2．プリズムレンズ

視線方向を変えて，両眼視時の外眼筋にかかる負担を軽減するために用いられる．1 プリズムは 1 m の距離で 1 cm を変えることができる．眼位に異常がない症例でも，瞳孔間距離が 6 cm の人が 1 m を両眼視するためには両眼で 6 プリズム，左右眼がそれぞれ 3 プリズム眼位を内に寄せなければならない．50 cm の距離を見続ける場合には，左右眼がそれぞれさらに 6 プリズムの内寄せを維持しなければならない．この内寄せの努力が内直筋に疲労をもたらす．外斜位があれば，さらに負担が大きくなる．また，内斜位がある場合には，近方視を持続することによって，開散する機会が少なくなり，遠くを見るための開散がスムーズに行えなくなり，遠方を見ようとすると複視やめまいを訴えることがある．プリズム眼鏡によって，両眼視にかかる負担を減じることにより，症状は改善する．レンズメーカーによっても異なるが，単焦点レンズであれば片眼で 7 プリズムまでは製作可能である．

3．プリズム累進屈折力レンズ

調節することによって輻湊が起こる「調節輻湊」や，輻湊することによって調節が生じる「輻湊調節・斜位近視」として知られているように，調節と輻湊は密接に関連している[5]．このため，外斜位に対して，base in にプリズムだけを入れても，調節と輻湊のタイミングにずれが生じて快適さを損ねる症例が存在する．そんなときにはプリズム累進屈折力レンズを用いてみると，輻湊負荷と同時に調節の負荷を減じることによって，快適な両眼視が得られることがある．

症例 1：24 歳，女性

主　訴：眼の疲れ

現病歴：SE の仕事に就いてから，眼の疲れが酷く，仕事ができない．

以前から眼は疲れやすく，学習に集中できない時期もあった．

初診時視力：右）0.3(1.2×−2.50 D)
　　　　　　　左）0.4(1.2×−2.50 D)

オートレフ：右）S−2.75 D，C−0.50 D，110°
　　　　　　　左）S−2.75 D，C−0.25 D，83°

カバーテスト：外斜位（図 4）

Fk-map 所見：右軽度の調節緊張（図 4）

所持眼鏡：右）S−3.00 D
　　　　　　左）S−3.00 D

表 1. 対象者の年齢分布①

年齢 (歳)	～9	10～19	20～29	30～31	40～49	50～59	60～69	70～79	80～89	90～
前期 (人)	39	122	110	211	330	238	147	79	15	0
後期 (人)	54	207	132	244	780	1,108	686	364	88	5

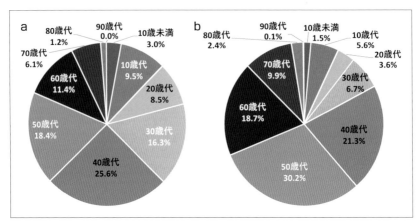

a．前期　　　　　　　　　　　b．後期

図 5. 対象者の年齢分布②

（ほとんど使用していない）

現症の把握：右眼に軽度の調節緊張を認める
も，SE 作業ができないほどの異常ではない．外斜
位もそれほど強くはないが，疲労の原因になるか
も知れない．所持眼鏡が過矯正であるのも，輻湊
努力が過剰なため(斜位近視)かも知れない．

試し装用眼鏡：右) S－2.50 D，2 △ base in
　　　　　　　左) S－2.50 D，2 △ base in

患者コメント：近くを見るのは楽な気がする
が，変な違和感がある．

試し眼鏡度数の変更：右) S－2.50 D，add+
　　　　　　　1.00 D PAL 2 △ base in
　　　　　　　左) S－2.50 D，add+
　　　　　　　1.00 D PAL 2 △ base in

患者コメント：さっきよりは違和感が少ない．

1 か月後の患者コメント：眼の疲れは感じなく
なり，仕事ができるようになった．

矯正眼鏡の変遷

情報端末の変遷に伴い眼精疲労の原因も変化し
てきており，眼精疲労に対する眼鏡の種類も変化

してきている．

スマートフォン普及前の 2008 年とスマート
フォン普及後の2018年のそれぞれ1年間に眼の疲
労感を訴えて来院した症例に対して，処方した眼
鏡の種類を比較してみた．2008 年 11 月～2009 年
10 月を前期，2018 年 2 月～2019 年 1 月を後期と
して呈示する．

処方眼鏡ののべ対象者数は前期 1,291 名，後期
は 3,668 名で，年齢は前期 3～89 歳(平均 43.4±
17.7 歳，後期 3～99 歳(平均 51.7±16.6 歳)だっ
た(表 1，図 5)．どの年代も対象者数は増加してい
るが，特に 50～60 歳代の増加が著しい．

処方された眼鏡の種類を分析すると，遠用単焦
点レンズがほぼ半分に減少し，遠近両用累進屈折
力レンズが 1.5 倍に増加していた(図 6)．ノート
パソコンの普及によっても，眼精疲労の原因に眼
位異常が関与する割合が増加していたが，スマー
トフォンの普及によって，さらに増加し，処方し
た眼鏡にプリズムを加える割合は前期では 33%
であったものが，後期では 47% に増加していた
(図 7)．プリズム量の平均値は前期で 4.5 プリズ

MB OCULISTA No.89 2020

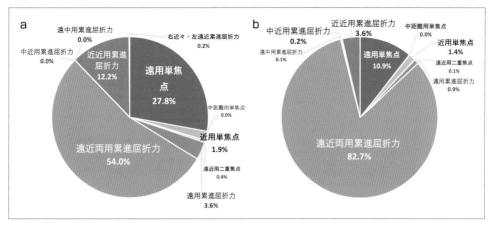

a．前期   b．後期

図 6. 処方眼鏡のタイプ分類

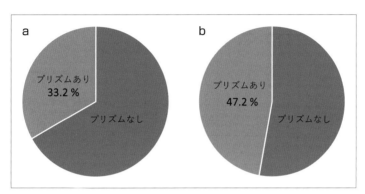

a．前期   b．後期

図 7. プリズム眼鏡の処方割合

表 2. プリズム量の分布

プリズム量	1△	2△	3△	4△	5△	6△	7△	8△	9△	10△	11△	12△
前期(%)	2.3	15.9	12.8	31.5	6.3	21.7	0.7	1.4	0.0	7.2	0.0	0.2
後期(%)	0.2	13.0	25.4	29.7	11.7	17.1	0.0	1.7	0.0	0.9	0.0	0.3

ム，後期で 4.1 プリズムであり，大きな変化は認められなかった(表 2)．さらに，プリズムを用いても両眼単一視ができず複視の不快があったり，高加入度数の累進屈折力レンズに慣れないために，モノビジョン矯正を行ったものは，前期では低加入度数の遠近両用累進屈折力レンズを用いた 2 名だけだったのに対して，後期では 179 名であった．そのうち，モノビジョンを単焦点レンズで処方したのは 38 名，遠近両用累進屈折力レンズで処方したのは 85 名，プリズム入り累進屈折力レ

ンズで処方したのは 56 名であった(図 8)．

症例 2：46 歳，男性

主 訴：眼の疲労感，後頸部痛

現病歴：遠くも近くも見づらくなり，3 か月前に遠近両用眼鏡を勧められて作成した．慣れる必要があると言われているが，疲れはかえってひどくなってきている．

初診時視力：右）0.8(1.2×−0.50 D)

            左）0.1(1.2×−3.50 D)

オートレフ値：右）S−0.75 D，C−0.50 D，85°

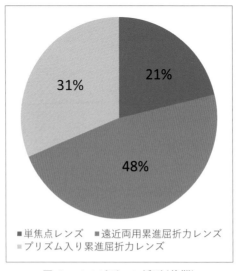

図 8. モノビジョン矯正（後期）

■単焦点レンズ　■遠近両用累進屈折力レンズ
■プリズム入り累進屈折力レンズ

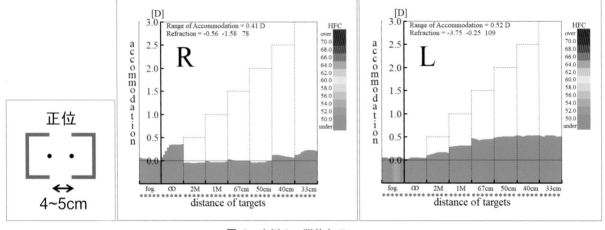

図 9. 症例 2 の眼位と Fk-map

　眼位は正位である．調節機能は，右眼はほぼ完成した老視，左眼も老視だが右眼よりは調節できる．おそらく，近方視は左眼で行っており，右眼は遠方のみで，調節する習慣がなかったものと思われる．若いときには左眼の近視がもう少し弱く，手頃なモノビジョンだったことが推測できる．

所持眼鏡度数：右）S−0.50 D, add＋2.00 D PAL
　　　　　　　左）S−3.50 D, add＋2.00 D PAL
カバーテスト：正位（図 9）
Fk-map 所見：右軽度の調節緊張（図 9）
　現症の把握：調節機能は年齢相応かやや進行の早い老視の状態である．左右眼の屈折差からすると，生来のモノビジョンと思われる．このような場合，あまり両眼視は得意ではない．遠近両用累進屈折力レンズで両眼視ができるように処方され左）S−3.75 D, C−0.25 D, 105°

た眼鏡に違和感が強かったものと思われる．
　試し眼鏡度数（累進屈折力レンズでモノビジョン矯正）：右）S−0.25 D, add＋1.00 D　PAL
　　　　　　　左）S−2.00 D, add＋1.25 D　PAL
　患者コメント：違和感がなく，よく見える．
　2週間後の患者コメント：自然な見え方で，疲れも後頸部痛もなくなった．

おわりに

　眼精疲労の原因の多くは調節を司る毛様体筋と眼球運動を司る外眼筋の疲労に集約される．調節と輻湊は密接に関連しており，調節の機能状態と

解剖学的な眼位，それに生活環境や作業環境，および眼の使い方によっても，複雑に絡み合い，携帯情報端末の多用によって，さらに複雑な疲れを引き起こしている．両方の筋肉に負担をかけない矯正眼鏡のタイプと度数の選択が重要になる．眼鏡は累進屈折力レンズの使用により調節への負担をコントロールでき，プリズムレンズによって，眼球運動に対するコントロールも可能である．しかし，像歪みや像拡大縮小があるために，眼鏡による矯正も両眼視に限界があり，不同視や斜位の症例によっては，コンタクトレンズとの組み合わせ矯正が快適な矯正を提供できることもある．

矯正用具の特性を熟知し，視力補正のみではなく，個人ごとに異なる視機能の改善を目指すことによって，眼精疲労の発症を予防し，不定愁訴を主訴として受け止めて解消できる[6]ことも少なくない．

文　献

1) Campbell FW, Rebsor JG, Westheiroey G：Fluctuations of accommodation under steady viewing conditions. J Physiol, **145**：579-585, 1959.
2) Barry W, Bernard G：Current perspective on microfluctuations of accommodation. Ophthal Physiol Opt, **12**：252-256, 1992.
3) 梶田雅義，伊藤由美子，山田文子ほか：調節疲労と調節微動．視覚の科学，**17**：66-71，1996.
4) 梶田雅義：VDT作業者の近々累進屈折力レンズ常用の臨床評価．日本眼科医会IT眼症と環境因子研究班業績集，104-108，2002-2004.
   Summary　VDT作業者に1D加入の累進屈折力レンズを装用してもらい，調整機能のHFC値と自覚症状が相関し，近近累進屈折力レンズの有用性を示した論文．
5) 梶田雅義：眼位異常と調節異常．あたらしい眼科，**21**(9)：1173-1178，2004.
6) 梶田雅義：詐病と心因性視覚障害．神経眼科，**21**：405-411，2004.

FAX による注文・住所変更届け

改定：2015 年 1 月

　毎度ご購読いただきましてありがとうございます．

　読者の皆様方に小社の本をより確実にお届けさせていただくために，FAX でのご注文・住所変更届けを受けつけております．この機会に是非ご利用ください．

◎ご利用方法

　FAX 専用注文書・住所変更届けは，そのまま切り離して FAX 用紙としてご利用ください．また，注文の場合手続き終了後，ご購入商品と郵便振替用紙を同封してお送りいたします．**代金が 5,000 円をこえる場合，代金引換便とさせて頂きます**．その他，申し込み・変更届けの方法は電話，郵便はがきも同様です．

◎代金引換について

　本の代金が 5,000 円をこえる場合，代金引換とさせて頂きます．配達員が商品をお届けした際に，現金またはクレジットカード・デビットカードにて代金を配達員にお支払い下さい(本の代金＋消費税＋送料)．(※年間定期購読と同時に 5,000 円をこえるご注文を頂いた場合は代金引換とはなりません．郵便振替用紙を同封して発送いたします．代金後払いという形になります．送料は定期購読を含むご注文の場合は頂きません)

◎年間定期購読のお申し込みについて

　年間定期購読は，1 年分を前金で頂いておりますため，代金引換とはなりません．郵便振替用紙を本と同封または別送いたします．送料無料，また何月号からでもお申込み頂けます．

　毎年末，次年度定期購読のご案内をお送りいたしますので，定期購読更新のお手間が非常に少なく済みます．

◎住所変更届けについて

　年間購読をお申し込みされております方は，その期間中お届け先が変更します際，必ずご連絡下さいますようよろしくお願い致します．

◎取消，変更について

　取消，変更につきましては，お早めに FAX，お電話でお知らせ下さい．

　返品は，原則として受けつけておりませんが，返品の場合の郵送料はお客様負担とさせていただきます．その際は必ず小社へご連絡ください．

◎ご送本について

　ご送本につきましては，ご注文がありましてから約 1 週間前後とみていただきたいと思います．お急ぎの方は，ご注文の際にその旨をご記入ください．至急送らせていただきます．2～3 日でお手元に届くように手配いたします．

◎個人情報の利用目的

　お客様から収集させていただいた個人情報，ご注文情報は本サービスを提供する目的(本の発送，ご注文内容の確認，問い合わせに対しての回答等)以外には利用することはございません．

　その他，ご不明な点は小社までご連絡ください．

株式会社 全日本病院出版会

〒113-0033 東京都文京区本郷 3-16-4-7 F
電話 03(5689)5989　FAX03(5689)8030　郵便振替口座 00160-9-58753

FAX 専用注文書

年　　月　　日

○印	MB　OCULISTA 5周年記念書籍	定価(税込10%)	冊数
	すぐに役立つ眼科日常診療のポイント―私はこうしている―	10,450 円	

(本書籍は定期購読には含まれておりません)

○印	MB　OCULISTA	定価(税込10%)	冊数
	2020 年 1 月～12 月定期購読(No. 82～93：計 12 冊)(送料弊社負担)	41,800 円	
	No. 88　スマホと眼 Pros & Cons	3,300 円	
	No. 87　ここまでできる緑内障診療	3,300 円	
	No. 86　眼科におけるリスクマネジメントのポイント	3,300 円	
	No. 85　よくわかる屈折矯正手術	3,300 円	
	No. 84　眼科鑑別診断の勘どころ　増大号	5,500 円	
	No. 83　知らずにすまない神経眼科疾患！	3,300 円	
	No. 82　眼科手術の適応を考える	3,300 円	
	No. 81　おさえておきたい新しい前眼部検査	3,300 円	
	No. 72　Brush up 眼感染症―診断と治療の温故知新―　増大号	5,500 円	
	No. 60　進化する OCT 活用術―基礎から最新まで―　増大号	5,500 円	
	No. 48　眼科における薬物療法パーフェクトガイド　増大号	5,500 円	
	その他号数 (号数と冊数をご記入ください)　No.		

○印	書籍・雑誌名	定価(税込10%)	冊数
	ストレスチェック時代の睡眠・生活リズム改善実践マニュアル	3,630 円	
	美容外科手術―合併症と対策―	22,000 円	
	ここからスタート！眼形成手術の基本手技	8,250 円	
	超アトラス 眼瞼手術―眼科・形成外科の考えるポイント―	10,780 円	
	PEPARS No. 87 眼瞼の美容外科 手術手技アトラス　増大号	5,500 円	
	PEPARS No. 147 美容医療の安全管理とトラブルシューティング　増大号	5,720 円	

お名前	フリガナ　　　　　　　　　　　　　　　　㊞	診療科
ご送付先	〒　　－　　　　　　　　　　　□自宅　　□お勤め先	
電話番号		□自宅　　□お勤め先

雑誌・書籍の申し込み合計
5,000 円以上のご注文
は代金引換発送になります

―お問い合わせ先―
㈱全日本病院出版会営業部
電話　03(5689)5989

FAX　03(5689)8030

年　月　日

住所変更届け

お 名 前	フリガナ	
お客様番号		毎回お送りしています封筒のお名前の右上に印字されております8ケタの番号をご記入下さい。
新お届け先	〒　　　　都道 　　　　　府県	
新電話番号	（　　　　　　）	
変更日付	年　　月　　日より	月号より
旧お届け先	〒	

※ 年間購読を注文されております雑誌・書籍名に✓を付けて下さい。

- ☐ Monthly Book Orthopaedics （月刊誌）
- ☐ Monthly Book Derma. （月刊誌）
- ☐ 整形外科最小侵襲手術ジャーナル （季刊誌）
- ☐ Monthly Book Medical Rehabilitation （月刊誌）
- ☐ Monthly Book ENTONI （月刊誌）
- ☐ PEPARS （月刊誌）
- ☐ Monthly Book OCULISTA （月刊誌）

FAX 03-5689-8030

全日本病院出版会行

Monthly Book OCULISTA バックナンバー一覧

2020.7. 現在

通常号 3,000 円＋税　　増大号 5,000 円＋税

2014 年
No. 10　黄斑円孔・上膜の病態と治療　編／門之園一明
No. 11　視野検査 update　編／松本長太
No. 12　眼形成のコツ　編／矢部比呂夫
No. 13　視神経症のよりよい診療　編／三村 治
No. 14　最新 コンタクトレンズ処方の実際と注意点
　　　　　　　　　　　　　　　　　編／前田直之
No. 15　これから始める ロービジョン外来ポイント
　　　　アドバイス　編／佐渡一成・仲泊 聡
No. 16　結膜・前眼部小手術 徹底ガイド
　　　　　　　　編／志和利彦・小早川信一郎
No. 17　高齢者の緑内障診療のポイント　編／山本哲也
No. 18　Up to date 加齢黄斑変性　編／髙橋寛二
No. 19　眼科外来標準検査 実践マニュアル　編／白木邦彦
No. 20　網膜電図 (ERG) を使いこなす　編／山本修一
No. 21　屈折矯正 newest―保存療法と手術の比較―
　　　　　　　　　　　　　　　　　編／根岸一乃

2015 年
No. 22　眼症状から探る症候群　編／村田敏規
No. 23　ポイント解説 眼鏡処方の実際　編／長谷部聡
No. 24　眼科アレルギー診療　編／福島敦樹
No. 25　斜視診療のコツ　編／佐藤美保
No. 26　角膜移植術の最先端と適応　編／妹尾 正
No. 27　流出路再建術の適応と比較　編／福地健郎
No. 28　小児眼科診療のコツと注意点　編／東 範行
No. 29　乱視の診療 update　編／林 研
No. 30　眼科医のための心身医学　編／若倉雅登
No. 31　ドライアイの多角的アプローチ　編／髙橋 浩
No. 32　眼循環と眼病変　編／池田恒彦
No. 33　眼内レンズのポイントと合併症対策　編／清水公也

2016 年
No. 34　眼底自発蛍光フル活用　編／安川 力
No. 35　涙道診療 ABC　編／宮崎千歌
No. 36　病的近視の治療 最前線　編／大野京子
No. 37　見逃してはいけない ぶどう膜炎の診療ガイド
　　　　　　　　　　　　　　　　　編／竹内 大
No. 38　術後感染症対策マニュアル　編／鈴木 崇
No. 39　網膜剥離の診療プラクティス　編／北岡 隆
No. 40　発達障害者(児)の眼科診療　編／田淵昭雄
No. 41　網膜硝子体疾患の薬物療法―どこまでできるか？―
　　　　　　　　　　　　編／岡田アナベルあやめ
No. 42　眼科手術後再発への対応　編／石井 清
No. 43　色覚異常の診療ガイド　編／市川一夫
No. 44　眼科医のための救急マニュアル　編／髙橋春男
No. 45　How to 水晶体再建　編／鈴木久晴

2017 年
No. 46　見えるわかる 細隙灯顕微鏡検査　編／山田昌和
No. 47　眼科外来 日帰り手術の実際　編／竹内 忍
No. 48　眼科における薬物療法パーフェクトガイド 増大
　　　　　　　　　　　　　　　　　編／堀 裕一
No. 49　クローズアップ！交通眼科　編／近藤寛之
No. 50　眼科で見つける！全身疾患　編／平塚義宗
No. 51　酸化ストレスと眼　編／大平明弘

No. 52　初診外来担当医に知っておいてほしい眼窩疾患
　　　　　　　　　　　　　　　　　編／野田実香
No. 53　複視を診たらどうするか　編／加島陽二
No. 54　実践 黄斑浮腫の診療　編／大谷倫裕
No. 55　緑内障診療に役立つ検査ノウハウ　編／中野 匡
No. 56　こんなときどうする 眼外傷　編／太田俊彦
No. 57　臨床に直結する眼病理　編／小幡博人

2018 年
No. 58　スポーツ眼科 A to Z　編／枝川 宏
No. 59　角膜潰瘍の診かた・治しかた　編／白石 敦
No. 60　進化する OCT 活用術―基礎から最新まで― 増大
　　　　　　　　　　　　　　　　　編／辻川明孝
No. 61　イチからはじめる神経眼科診療　編／敷島敬悟
No. 62　実践！白内障難症例手術に挑む
　　　　　　　　　　　編／徳田芳浩・松島博之
No. 63　これでわかる眼内レンズ度数決定のコツ
　　　　　　　　　　　　　　　　　編／須藤史子
No. 64　日常診療で役立つ眼光学の知識　編／川守田拓志
No. 65　結膜疾患の診断と治療実践ガイド　編／横井則彦
No. 66　もっと知りたいオルソケラトロジー　編／吉野健一
No. 67　老視のすべて　編／神谷和孝
No. 68　眼科医のための糖尿病トータルガイド
　　　　　　　　　　　編／馬場園哲也・北野滋彦
No. 69　IT・AI 未来眼科学　編／吉冨健志

2019 年
No. 70　主訴から引く眼瞼疾患診療マニュアル
　　　　　　　　　　　　　　　　　編／根本裕次
No. 71　歪視の診断と治療　編／今村 裕
No. 72　Brush up 眼感染症―診断と治療の温故知新― 増大
　　　　　　　　　　　　　　　　　編／江口 洋
No. 73　これでわかる自己免疫性眼疾患　編／堀 純子
No. 74　コンタクトレンズトラブルシューティング
　　　　　　　　　　　　　　　　　編／糸井素純
No. 75　知っておきたい稀な網膜・硝子体ジストロフィ
　　　　　　　　　　　　　　　　　編／堀田喜裕
No. 76　流涙を診たらどうするか　編／井上 康
No. 77　ロービジョンケア update　編／加藤 聡
No. 78　眼瞼形成手術―形成外科医の大技・小技―
　　　　　　　　　　　　　　　　　編／村上正洋
No. 79　眼科医のための皮膚疾患アトラス　編／千貫祐子
No. 80　令和の白内障手術　編／小早川信一郎
No. 81　おさえておきたい新しい前眼部検査　編／山田昌和

2020 年
No. 82　眼科手術の適応を考える　編／溝田 淳
No. 83　知らずにすまない神経眼科疾患！　編／中村 誠
No. 84　眼科鑑別診断の勘どころ 増大　編／柳 靖雄
No. 85　よくわかる屈折矯正手術　編／稗田 牧
No. 86　眼科におけるリスクマネジメントのポイント
　　　　　　　　　　　　　　　　　編／峰村健司
No. 87　ここまでできる緑内障診療　編／中澤 徹
No. 88　スマホと眼 Pros & Cons　編／猪俣武範

No. 9 以前のバックナンバー，各目次等の詳しい内容はホームページ(www.zenniti.com)をご覧ください.

眼科開業の New Vision
―医療界の変化を見据えて―

編集企画／上田眼科院長　　　　　上田　俊介
　　　　　大木眼科院長　　　　　　大木孝太郎
　　　　　井上眼科病院院長　　　　井上　賢治

Ⅰ　医療界の今後
　10 年先の日本医療界……………………古川　　淳
　10 年先の医療行政………………………佐藤　敏信
　人工知能技術の現在と将来……………山下　克司

Ⅱ　開業のバリエーション
1．大都市部での開業
　眼科専門病院はどう生き残れるか………井上　賢治
　眼科診療所の今日的あり方……………大木孝太郎
　医療モールの実態………………………上田　俊介
　開業のコンセプト………………………柴　　琢也
2．地方での開業
　開業のコンセプト
　　―surgical の場合―………………金森　章泰
　開業のコンセプト
　　―non-surgical の場合―…………高野　章子

3．さまざまな開業のかたち
　眼科医 2 人体制(夫婦)での開業………川井　基史
　眼科診療所(日帰り手術併設・都心部
　　クリニックモール)に内科を併設し
　　た開業について…………………………中島　　剛

Ⅲ　経営の実際
　人事管理と人材活用……………………浅見　　浩

編集主幹：村上　晶　順天堂大学教授
　　　　　髙橋　浩　日本医科大学教授

No. 89　編集企画：
崎元　暢　日本大学准教授

Monthly Book OCULISTA　No. 89

2020 年 8 月 15 日発行（毎月 15 日発行）
　　定価は表紙に表示してあります.
　　　　　Printed in Japan

発行者　　末　定　広　光
発行所　　株式会社　全日本病院出版会
〒 113-0033　東京都文京区本郷 3 丁目 16 番 4 号 7 階
　　　　電話　(03)5689-5989　Fax　(03)5689-8030
　　　　郵便振替口座 00160-9-58753
印刷・製本　三報社印刷株式会社　　　電話　(03)3637-0005
広告取扱店　㈱メディカルブレーン　　電話　(03)3814-5980